思想觀念的帶動者

文化現象的觀察者

本土經驗的整理者

生命故事的關懷者

心靈工坊 PsyGarden

Caring

生命長河，如夢如風
猶如一段逆向的歷程
一個掙扎的故事，
一種反差的存在留下探索的紀錄與軌跡

陪伴我家星星兒：一趟四十年的心靈之旅

Raising Our Son With Autism: A Family's 40-Year Journey

作者—蔡逸周（Luke Y. Tsai）、蔡張美玲（Merling C. Tsai）

譯者—李慧玟

謹以此書

給予我們兩位孫兒託庇（Toby）及託護（Topher）

願你們永遠存著感恩及仁慈的心

願你們永遠對人親切且有同情心

來自四方的感動

自閉兒成長的故事總是深深地感動我心，蔡醫師夫婦分享養育思諦數十年的經驗，具體展現了父母對上帝恩賜的寶貝的接納，並以愛和專業陪伴成長。此典範必引起自閉兒父母和所有關心自閉症者的共鳴。

——高淑芬／台大醫院精神部主治醫師

早在我接受台大兒童青少年精神醫學訓練時，我便認識蔡教授，而後我有幸近距離跟隨教授與師母，不只是學習醫學診斷，更有生活面的學習。我看到思諦的居家生活，跟他們一起到外用餐，去思諦的工作處，結伴與樂團一起去看他們在市政府大廳表演……，思諦雖然在用口語表達自己想法上有困難，但蔡教授全家的家庭生活是絲毫不受阻、多元化、無困難。很高興老師與師母將他們的家庭生活與大家分享，謝謝並永遠祝福他們！

——吳佑佑／宇寧身心診所院長

這是蔡教授最重要的論文，是師母投注全心的成就，思諦精彩豐富的人生一路走來，回應了上帝無限恩典！

——蔡文哲／台大醫院兒童心理衛生中心

收到為蔡逸周醫師的新書推薦的邀請時，心裡有種受寵若驚的感覺。和蔡醫師僅僅有數面之緣，但卻神交已久，自從踏進自閉症族群的這個大家庭起，就常常聽到蔡醫師的大名，也曾特地到現場聆聽蔡醫師的演講。這次，蔡醫師願意將四十年來用愛與支持陪伴低功能自閉兒思諦走過求學、工作，以及成長過程的各種狀況無私地分享，是一本時間橫跨四十年的低功能自閉症者成長紀實。書中，我們看不到死板的學術理論，卻可以看到很多實用的小方法；我們看不到負面的抱怨，只看到正面的欣賞；我們看不到孩子的不完美，只看到父母眼中最珍貴的寶貝；我們看不到為孩子服務到家的「孝子」父母，只看到放手讓孩子單飛的勇敢爸媽……

我雖然不是基督徒，但完全認同書中的一段經典：「因為我們沒有帶什麼到世上來，也不能帶什麼去。」（《提摩太前書》第六章第七節）每個人都會有完全一樣的結局，但決定要經驗什麼樣的人生旅程，真的完全取決於我們自己。相信這本書將可為自閉兒父母的人生旅途提供最寶貴的指引！

——柯白珊／台北市自閉兒社會福利基金會

從醫生宣告的那一刻，不論障礙程度輕重，都深刻地提醒了肯納家庭：他就是無法獨力生活，他需要支持與陪伴過一輩子，這是一輩子的責任，要先學習如何做肯納兒的父母。

每一位自閉症孩子的發展及成長樣態都有極大的不同，因為他是我的孩子，我的教養決定他的未來。

四十年心靈之旅似乎是彈指之間，卻是肯納家族的漫漫長路，面臨催雙老，下一步該怎麼走，除了需要整個社會及政府來積極協助外，肯納家族要起而行，團結自力救助，才是解決之道。

——彭玉燕／台灣肯納自閉症基金會董事長

三十多年來，蔡逸周教授這一直有個很不尋常的經歷，就是對自閉症類群的個案及其家人提供協助。在自閉症的領域中，他也是一位最親切、最慷概助人的知名專業人士，現在透過這本書，我們看到了蔡教授另一面的為人。他和他的夫人蔡張美玲醫師在過去許多年來孜孜不倦地養育他們殘障的兒子，使他儘可能過一個滿足的人生。在這本書裡，透過蔡教授及夫人的眼睛，我們可以看到愛、信心、辛勞工作以及各種奇妙技巧的結合，共同給了他們的兒子思諦一個滿足、享受、豐富而有生產力的人生。思諦的自閉症是屬於較嚴重低功能類型，相較於那些高功能自閉症類群的年輕人，這樣患有嚴重自閉症的年輕人平常很少受到人們關注。而這本書很特別的一點就是，它告訴讀者一些關於患有嚴重自閉症類群的年輕人的一些正向可能性及結果。那些對嚴重自閉症類群比較有興趣的讀者，看完這本書之後，會像我一樣得到希望、啟示，以及數不盡的想法及策略去幫助那些值得幫助的年輕人，去過一個超乎想像的、有意義的人生。

——蓋瑞・梅斯博依（Gary B. Mesibov）／美國北卡羅萊那大學榮譽教授（Ph.D, professor emeritus, University of North Carolina）

蔡逸周教授和夫人蔡張美玲醫師寫了一很動人的故事，這故事描寫了他們對兒子思諦的愛心，以及他們是如何專心帶領全家走過難以置信的四十年自閉症旅程。透過一般常識方法以及他們對兒子前途的尊重，他們得到了關於如何做各種決定及選擇、追求哪些治療方案的指引，終於使思諦有了一個令人滿意的結果。他們用的種種策略及方法，可以給許多家庭提供一盞帶路的燈。

——凱西・派瑞特（Dr. Cathy Pratt）／美國印第安那州自閉症資源中心主任
（BCBA-D, Director, Indiana Resource Center for Autism）

現今要找到一本全然獨特、清新又充滿靈感的自閉症類群新書已經不容易。目前市上充斥各種有關自閉症類群的書，主要是因為前所未有的關於自閉症類群發病率增高的報導，給了許多人動機去寫書。不過，只有偶爾有些新書帶來清新無比的聲音並充滿靈感。《陪伴我家星星兒：一趟四十年的心靈之旅》就是這樣的一本書。蔡逸周教授和夫人蔡張美玲醫師描述了他們用愛心養育思諦並專注於正向經驗的種種體驗，真的是令人鼓舞及充滿洞見。專業人士、父母親、其他家庭成員，以及其他各相關人士一定會發現這本書非常感人，且十分能幫助我們對患有自閉症的人有更多的接納及支持。

——理查・辛普森（Dr. Richard L. Simpson）／美國堪薩斯大學特殊教育教授
（professor of special education, University of Kansas）

《陪伴我家星星兒：一趟四十年的心靈之旅》是一本稀有而且美好的書。蔡張美玲醫師和蔡逸周教授很慷慨地分享他們養育兒子思諦的人生經驗。他們所描述的種種顧慮、欣喜、失望及滿足，相當鼓舞人心而充滿洞見。最重要的是，這本書帶來清晰的訊息，告訴我們家庭和信仰是使思諦成功的主要因素。透過這本美好的書，許多家庭可以看到蔡張美玲醫師和蔡逸周教授成功地傳達了一個潛在的訊息：他們的人生旅程其實是一個學習、成長及愛孩子的機會。這本書是寫給眾多養育、照顧自閉症兒童與成人的家庭、教育工作人員以及其他專業人員的；這本書也是寫給那些居住的社區裡也有自閉症患者的人，因為這本書也照亮了所有在同一社區裡的居民的種種品性、力量及天賦。

——戴安・薩格（Dianne Zager）、麥可・寇夫勒（Michael C. Koffler）／美國佩斯大學自閉症教授（Professor of Autism, Pace University／NYC）

蔡張美玲醫師和蔡逸周教授從養育兒子思諦四十年的經驗裡精選出許多感人的

故事，來告訴讀者如何面對許多沒有想到的意外及重大挑戰，以及如何讓能力相當有限思諦也能擁有豐滿的人生。這本書必能提醒家長和專業人員，去思考如何在自己的處境下，參考蔡家的細膩技巧，把工作分解成小步驟來教導兒子並予以實行，經歷嚐試、失敗到學會，並和別人合作來養育孩子。蔡張美玲醫師和蔡逸周教授很坦率地描述他們每天面對的種種阻礙，儘管有許多不可避免的沮喪，他們一直保持高度的期望及希望。他們的故事以他們謙誠的基督徒信仰開始，是按著主題書寫的，在每一章的開頭引用《聖經》語句。有些家長難免問起：「為什麼我必須承擔這些？」「為什麼我的孩子必須擔這些重負？」透過蔡家的探討、他們一生對神的信心，以及思諦在人群中的事奉，這些家長一定會從這本書得到鼓勵。

——伊莉莎白・萊茲（Elizabeth Dunkinan Riesz, PhD）／家長及教育家（parent and educator）

許多年前，蔡逸周教授及蔡張美玲醫師告訴一群愛荷華州自閉症協會的家長，說他們的兒子思諦最近被診斷有自閉症。他們瞭解到從其他家長得到支持及幫助的重要性，因此蔡醫師夫婦很快就加入協會，並且對這個才成立不久的協會做了很大的貢獻。他們和我們這個協會的關係和聯繫從此沒有中斷過。他們透過對協會年會做演講，並擔任自閉症領域的領導者，使愛荷華州的許多家庭及他們的孩子獲益良多。他們也在愛荷華州自閉症協會建立蔡思諦優秀教育人員獎來表達他們對那些曾經給予自閉症學生正向影響的優秀老師們的感激，因為思諦被診斷有自閉症之後，有八年是在愛荷華州接受特殊教育，有許多非常優秀的老師給他打了非常好的基礎。蔡家相信現在思諦之所以能有一個豐滿的人生，是因為一路上有許多好人在幫忙，所以他們的新書一定會給許多家庭帶來非常有用的指引，就像任何曾經大大地影響自閉症者人生的人。

——美國愛荷華州自閉症協會（The Autism Society of Iowa）

【推薦序一】

每個人都應該閱讀這本書

布蘭達・梅歐（Brenda Myle, Ph.D.）／堪薩斯大學教育學院退休教授

我很榮幸並謙卑地寫這本書的推薦序，因為蔡逸周醫師是我崇拜的英雄之一。第一次見到蔡醫師及他的太太美玲，是因他們是思諦（一位典型肯納自閉症孩子）的父母。他們是滿懷同情心的父母，願意與思諦學校裡的專業人員配合，以落實思諦在生活上所需要的支持及指導，讓他能有一個完滿的人生。雖然蔡醫師已經是一位自閉症的先進，他仍與學校工作人員並肩工作，給予最大的關愛及鼓舞。我從蔡醫師的家庭學習到很多：

1. 每個人都有無限的潛能。

2. 人道對待，應該基於尊重其他人在學習方式、長處、溝通、需求以及他們本身各自的差異，來進行評斷。

3. 沒有人是破碎的。

4. 每個人的生活都有他自己的目的及價值，而且都能夠有所貢獻。

5. 對那些幫助、引導你孩子體驗生活的人給予支持及合作，相當重要。

6. 家庭是最重要的。

這些原則在我個人及專業生命中指導我——塑造我——成為一個家長及教育工作者。

這本重要且引人入勝的書提供我們機會，看看思諦在家中、在學校、在社區生活中如何過有意義的生活。這個故事告訴我們，人們應該互相給予肯定及尊重；無論與自閉症有無牽涉，每個人都應該閱讀這樣一本書。

謝謝逸周和美玲，與我們分享思諦的故事。

【推薦序二】

神將思諦交給你們，因為……

宋維村／天主教若瑟醫院首席顧問、兒童精神科主治醫師

差不多五十年前一個初夏的晚上，天主教耕莘文教院在新竹辦理山地服務團的團員行前講習，我看到一位個子不高的同學，用宏亮的聲音介紹山地服務需要具備的一些基本醫學常識，記得他的演講很得團員喜愛，因為他分享了自己參加山地服務的一些有趣又有用的經驗。看資料才知道，他是台北醫學院的蔡逸周同學。演講完，我們打了招呼，並沒有多談。這是我和逸周的第一次互動。一九六〇年代，耕莘山地服務團團員住在尖石天主堂，每天早上帶便當走二個小時的山路，到那羅部落（後來改名錦屏村）或新光部落服務，主要是在農忙時期幫部落的小朋友上課、

講故事、帶活動，到傍晚再走二小時回尖石天主堂。那個時代交通不便，山地沒有電視、電腦、電話，更不要說不像現在這樣人手一機了，在那樣的環境生活並帶領原住民兒童一個多月，過著遺世獨立的生活，這和不少同學參加的救國團休閒營隊，的確有很大的差異，而蔡逸周同學選擇了山地服務團，表示出他從來就關心弱小，後來更接受專業訓練，成為兒童精神科醫師，終身落實「照顧弱小兄弟」的訓示。神將思諦交給逸周，因為知道逸周是受過專業訓練、能照顧弱小兄弟的人。

認識美玲是一九八〇年代的事情，是思諦已經確診、經過療育、正上小學的階段。後來在台灣、在美國等地有多次接觸，尤其是逸周的介紹和說明，使我對美玲有更多的瞭解。美玲是台北醫學院醫科畢業，一家到了美國、思諦出生之後，美玲放棄醫學專業，以家庭為中心，尤其思諦出現發展問題且確認是自閉症後，美玲完全以思諦為中心，在家相夫教子，幫助思諦療育，替思諦爭取應有的權益和訓練機會，陪伴思諦接受療育、教育、職業訓練和就業輔導，而且還時常扮演思諦的治療師、輔導員、教練和保護者的角色。我有許多次參加蔡逸周教授的演講，常見美玲帶思諦靜靜坐在旁邊，當思諦快坐不住時，美玲會帶思諦出去走走。我們也有好幾次一起吃飯，一九九三年在多倫多參加自閉症研討會，我們兩家約了一個中午聚餐，在美玲協助下，思諦自己選擇餐點、用餐，兩家大人可以交談如常，這整整一個多小時的餐廳用餐是完美的社交活動。還有一次是二〇一〇年在北京的國際會議，美玲帶著思諦和逸周一起出席，與中國的家長討論自閉症的養育問題並交換養育經驗。由這些經驗看來，美玲才是思諦最重要的治療師，因為她以思諦為中心，全心全意投入，才能成就今天的思諦。神將思諦交給美玲，因為美玲是最好的保護者和治療師。

十多年前，有一次逸周參加我們的郊遊，好像是去宜蘭，那天我們聊了很多，坐在海邊，聊到信仰，我知道了他由傳統信仰到天主教再到基督新教的過程，也知道他們全家，包括思諦，熱心參與教會活動，從中得到助人和人助的恩寵。我們也聊到《聖經》，經過這麼多年帶領思諦的經驗，他對《聖經》有新的領悟，身為一個醫學研究者，他對部分《聖經》內容也有自己的詮釋。寫到這裡，讓我想起二十年前逸周送我的一本書，紐文（Henri JM Nouwen）所著的《浪子回頭》（*The Return of The Prodigal Son*），書中解析林布蘭（Rembrandt）的〈浪子回頭〉這幅畫。這幅畫收藏在聖彼德堡艾米塔吉博物館，在背景裡的兩男兩女觀看下，父親雙手擁抱跪在地上的回頭浪子。紐文寫這本書時，擔任一所心智障礙之家的神父，他深深感受到給予愛的父親、祈求愛的浪子和一旁觀察浪子的哥哥等，重新瞭解了愛的真諦，和彼此和好，這深深觸動每個觀賞者的內心。現在看到逸周和美玲這本書裡，敘述不少人，甚至老師、職場上的工作人員、櫃台人員、教會的人等，對思諦因不瞭解而誤解，讓思諦受到許多不必要的誤會、排擠和為難，實在希望社會大眾能真心領會每個人都有弱點，應學習尊重差異、愛護弱小者，能如《浪子回頭》裡父與子的和好，建立一個瞭解、接納、協助自閉症者的「自閉症者友善環境（autism friendly environment）」！神將思諦交給逸周和美玲，因為他們積極倡導並協助建立了對自閉症者的友善環境！

二十多年前，我到安娜堡（Ann Arbor）拜訪蔡家，逸周、美玲和思諦到底特律機場來接我，在機場一見面，思諦馬上過來幫我提行李（當時的皮箱沒輪子）放上車，靜靜地陪我到他家，把他的房間讓給我睡。那兩天，我看到他幫忙準備餐食、獨自洗碗、用吸塵器吸地等，雖然少有語言和手勢溝通，但能幫忙照顧我、照顧自己和照顧家庭，這給我很深的印象。到前段所寫在加拿大多倫多的聚會時，他更進步到能獨立點餐用餐，而現在，如這本書最後一章所描述的，在家能完全照顧自己，並幫助照顧父母和鄰居，除了不能完全保護自己之外，他在社區已能獨立生活。然而，逸周和美玲還是為他們百年之後思諦的照顧和生活做了安排，除了必要時有弟弟思恩的協助之外，希望思諦可以在自己熟悉的家園終老。神將思諦交給逸周和美玲，因為思諦的一生能得到完整適當的照顧。

我第一次參加蔡逸周教授對家長的演講，就聽到他說：「神／菩薩將自閉症的孩子交給你們，是相信你們有愛心能照顧這個孩子！」這是對我最大的啟示，在幾十年臨床工作中，難免會碰到父母的情緒反應，尤其在孩子療育進展不如預期、孩子有行為情緒問題、孩子被排斥、被霸凌、被誤會，或進入一個新的人生階段等情況時，父母常有挫折、憤怒、焦慮、心力耗盡等的情緒反應，而蔡教授的這句話，總是用來幫助父母打起精神繼續奮鬥時最有用的一句話，謝謝蔡教授！

由思諦的故事，讓我想到當年診治的孩子，有五、六百位超過三十歲，較年長的現在超過五十歲了，據我所知，他們大部分沒有工作、沒有獨立生活的能力，而由父母、手足照顧。二十六年前成立的自閉症基金會，及後來陸續成立的自閉症有關的協會和基金會，均努力在法令、制度方面，協助建立自閉症者的早期療育、教育、職業訓練和支持性就業，但在長期照顧，尤其是父母年老之後的安置、保護、照顧上，尚未建立制度，有待大家繼續努力。當然，建立對自閉症者友善的社會，我們還有一段很長的路要走！感謝逸周和美玲這本書給我們很多啟示和示範，帶領我們持續努力！

【推薦序三】

探訪不受遮蔽的心靈

姜忠信／國立政治大學心理系教授

第一次知道蔡逸周醫師的大名，是在博士班就讀期間，他常回台灣，帶來令人耳目一新的自閉症演講，引起不少專業同行的高度重視。但對我來說，他是位會說中文的美國專家，我那時還是位漸次耙梳自閉症文獻的研究生。一九九七年，還在念博士班的我，很想出國進修，但苦於沒有管道認識國外的學者。當時我的指導教授宋維村醫師，幫我引介給蔡醫師後，蔡醫師二話不說，直接寫信給當時在丹佛市科羅拉多大學醫學院健康科學中心的沙利．羅傑斯（Sally Rogers）教授，羅傑斯教授欣然同意我的見習計畫。我在宋醫師的協助下，申請到蔣經國基金會的獎學金，終於在一九九八年初成行，完成我個人第一次出國進修的願望。這段一個多月臨床見習及實驗室學習的日子，是我後來從事自閉症教學及研究上很重要的養分來源。

博士畢業後，持續有機會在台灣的專業場合聆聽蔡醫師的演講，從診斷、病理到介入，蔡醫師總是全方位地談論他對自閉症的所有認識。他常以概念為主、數據為輔的方式來說明他的論點，又穿插各種漫畫，傳達出一種美式的幽默感。這樣的演講不僅具有啟發性，也帶著高度的批判性。特別是他常對美國當代的自閉症研究發展趨勢，以學術政治學的角度，提出發人深省的觀察。在這個過程中，我才初步知道他有位中低功能的自閉症兒子，由蔡醫師及師母親自帶在身邊。還記得師母的穿著總像是鄰家媽媽一般，而體型稍顯壯碩的思諦常挨在師母身邊，寸步不離地，看得出能力不太好，但羞澀中卻也是眉清目秀的模樣。

二〇〇三年初，我在中正大學任教期間，得到國科會經費的支持，得以到美國兩所自閉症研究中心進行較長時間的進修。這段期間，我和蔡醫師聯繫，到他當時在職的密西根大學醫學中心兒童及青少年精神醫學部門訪問。這段參訪期間，除了參與蔡醫師的門診、病房巡診、督導會議外，也有幸住在他家，接受他們全家的招待，和他們一起生活。當然，也開始近身瞭解思諦以及蔡醫師夫婦與思諦的相處方式。之後，每當我到美國參加兒童發展或自閉症的學術會議或研習活動，只要接近美國東邊，都會「刻意地」將底特律當做轉運站（蔡醫師家在安娜堡，鄰近底特律），拜訪蔡府，也當做學術研習活動的一部分。這樣說其實並不過分，因為每次遇到蔡醫師，我們對自閉症相關的事情，可以從晚飯後一直談到午夜時分，而且，常常是只要多待一天，我們之間的對話就會這麼持續下去。

而師母，只要有空，總會拎著我一起和思諦出去，去思諦上班的地方，也去思諦從事休閒活動的地方。師母總會不厭其詳地跟我解釋過去一段時間在思諦身上發生的所有事情。每次來，我好像和他們有說不完的話、聽不完的故事。而喚我uncle（叔叔）的思諦，會幫我準備我就寢的寢具、浴室中的盥洗用具，也會幫我洗衣服，並將衣服烘乾摺好，還會與師母一起料理好吃的中、西式食物。每次看著他在廚房和師母一起煮菜的模樣，總讓我這個異地遊子彷彿回到了家。記得幾次從他家去機場前，他一定幫我拎著最重的行李，在登機前也會給我大大卻有些憨厚的擁抱。

我想說的是，我實在太喜歡來他們家了，特別是在美國開會過程中積累了一身疲憊時。當然，也感恩這樣特別的家庭，在過去十多年來，給了我深厚且溫暖的身心記憶，雖可能還是蜻蜓點水，但這讓我更深刻地理解到「什麼是自閉症」！身邊這兩位才學豐厚、滿腔熱情又真誠奉獻的長輩，總是無私地把我當做半個家人來對待，我心中真有道不盡、說不完的感謝與感動。這次有幸先行閱讀了蔡醫師及師母所寫的這本書後，心情總是澎湃，想法也總在迴盪。蔡醫師囑我寫推薦序，做為後輩的我真是誠惶誠恐，但長輩的叮嚀，實在是沒有推托的道理。

以下，我想先從當代自閉症成人追蹤研究的角度，來談學理上所理解的自閉症成人的發展現狀，接著，再回到這本書，談談我的閱讀心得。

在自閉症成人的追蹤研究中，最早的一篇長期縱貫研究是美國自閉症之父肯納（Leo Kanner）在一九七三年的報告，他追蹤了九十六名自閉症個案，發現這些在二十至三十歲階段、大部分同時具有智能障礙的自閉症成人，都需要高度的支持，並且和父母親同住或住在庇護家園、療養機構等；而那些具備較佳溝通能力者，則有一半的適應狀態堪稱良好，其中有十一名有工作，一名完成大學學業，七名可獨立生活，還有一名已經結婚生子。而在這篇報告出現的前幾年，英國的兒童精神醫學之父若特（Michael Rutter）教授為文提出預後適應的定義（Rutter & Lockyer, 1967），他提到成年期預後適應上的四個類別，分別是良好（good）、普通（fair）、不好（poor）、很不好（very poor）。良好指稱的是「正常或接近正常社交生活，並在學校及工作中的功能表現讓人滿意」；普通指稱的是「雖然教育及社交的能力進步明顯，但在行為或人際關係上異常」；不好指稱的是「嚴重障礙且不能獨立生活，但仍有某種程度的社會適應且有潛能持續進步」；很不好指稱的是「不能有任何獨立的能力」。據此，他們發現當時所收集到的六十三名平均年齡在十六歲的自閉症個案中，只有百分之十四屬於良好的類別，而有高達百分之六十一為不好到很不好。之後，在二〇〇〇年前，全世界的自閉症成人追蹤報告多少都參考這樣的指標，發現自閉症成人期的適應狀態被認為可歸類到良好的比例，在百分之四至百分之三十八之間，歸類到不好到很不好的比例，則在百分之十二至百分之七十四之間（Howlin等，2014）。

二〇〇〇年後，另一位英國深具影響力的臨床心理學家郝林（Patricia Howlin）教授則採用自閉行為、語言、友誼、獨立性等四項指標，加上量性的評分，並以工作、友誼及獨立性等面向，提出綜合適應成效來評估自閉症成人。此項評分最後區分為五個類別，依次是非常好（有高的獨立性，並擁有一些朋友和有份工作）、良好（有工作但日常生活上需要某些程度的支持，有一些朋友／熟悉感）、普通（有某種程度的獨立性，雖然需要支持監督，但不需要特定的人予以居家協助，沒有親近朋友但有些熟悉）、不好（需要特別的居家協助／高度的支持，在居住所外沒有朋友）；以及很不好（需要高度的醫療照護，沒有朋友也沒有自主性）。結果發現（Howlin等人，2004），六十七名（年齡在二十九至四十六歲之間）自閉症成人中，有百分之二十三被歸類為非常好到良好，有百分之五十八被歸類為不好到很不好。二〇〇〇年後的這十幾年來，國際上的報告，被歸類為非常好到良好的在百分之十四至百分之四十八之間，被歸類為不好到很不好的在百分之十二至百分之七十四之間（Howlin等，2014）。而兩年前郝林教授的團隊（Howlin等人，2013）又發表了一篇以平均年齡為四十四歲、初診時生理年齡為六・七五歲，當時的非語文智商在七十以上的六十名高功能自閉症者的追蹤報告。結果讓人吃驚的是，若用獨立性、工作、友誼、婚姻及綜合適應指標來看，這些高功能者之中，歸類為非常好的有四人（百分之七），良好的有六人（百分之十），普通的有十四人（百分之二十三），三十六人（百分之六十）則歸類為不好到很不好。

在台灣，張正芬老師（現為台灣師範大學特殊教育學系教授）在九〇年代曾以九十一名自閉症青少年及成人為對象，發現若用溝通及適應能力來看，列為好的有百分之十六・五，列為差的有百分之三十・六，有工作者只有百分之九・九，而百分之八十無法有獨立生活的能力。宋維村醫師也曾在九〇年代，對五十四位滿十五歲的自閉症青少年進行追蹤，三十一人（百分之六十）預後「不良」，十六人（百分之三十一）預後「尚可」，只有五人，約百分之十，可以歸類為「良好」。最近，台大醫院蔡文哲醫師追蹤了過去在台大醫院中的六十一位自閉症個案，目前平均年齡為二十四歲，雖百分之二十五接受大專以上教育，完全獨立者卻只有百分之二，而自評及家人評估的功能程度，列為差及極差的比例分別是百分之三十五．三和百分之四十五．八，而用客觀分數評估整體社會功能，列為差及極差的比例亦佔一半。

這些資料來看無疑是讓人有些沮喪的，也就是自閉症的成人若合併智能不足者，當中多數的整體預後狀態不好，並不讓人意外，但高功能者到了中年期，整體的預後竟然也有超過一半不好。這該怎麼解釋？又該怎麼思考這樣的發現？首先，當代的不同學者（如Halpern、Billstedt、Taylor，甚至是Howlin本人）提出反思，他們認為用上述的成效指標來看待自閉症成人期的預後適應狀態，事實上是從我們這一群正常人眼中所認定的「適應良好與否」為出發點，但我們也都知道，自閉症孩子當中為數不少的比例其實是非常的宅，這些人生活中對朋友並沒有什麼興趣，他們的生活需求也不高，雖然不夠獨立、無法有效工作，但長期陪在尚未年邁的家長身邊，相互依靠，或甚至成為進入空巢期家長身邊的支持來源，難道我們就只能用這麼刻板的客觀指標，來談他們的預後狀態與其身心適應或所謂的生活品質嗎？

最近學界及實務界陸續提到所謂「自閉症者的友善環境」的概念（讀者有興趣可以參考英國國家自閉症學會網站，http://www.autism.org.uk/living-with-autism/at-home/environment-and-surroundings.aspx），也就是人與環境的契合（fit of person and environment）。這樣的議題所指稱的環境，包括的範疇相當大，可以是居住的空間設計，也可以是電影院內的空間設計，還可以包括適合自閉症者旅遊的安排方式等等。這樣的主張有個重要理念，也就是與其去改變自閉症者（因為他們多半一生都在接受治療，卻真的很難痊癒變成和你我一樣），為何不反過來改變我們自己去適應他們？他們是一群很難為自己權益發聲的朋友們，而他們生活在一種簡單的需求與處世方式中，我們難道一定要他們和我們一樣？心理學中常提到的自我實現，這「自我」到底是誰的自我？自閉症者的自我，我們的認識又有多少？而中國人常說的安身立命，這是安誰的身，立誰的命呢？

這樣的想法在蔡醫師及師母的這本書中，讓我有更深的體會。他們是虔誠的基督教教徒，書中他們引用了不少《聖經》文句，娓娓道出這四十多年來深刻的宗教信仰所帶給他們的力量。這樣的力量常讓他們能在不斷的失落與沮喪中，有顆清亮的心貼近思諦的心靈世界，理解思諦對他們這對父母親所帶來的驚喜與感動。

思諦是典型的自閉症者，他可以歸為低功能者，儘管他的語言治療已經長達三十年以上，但他還是只有單詞到簡單句子的能力，對「是與否」該怎麼回應，仍持續有明顯障礙。他對朋友是有些喜歡，但他沒有朋友；他喜歡工作，但他的人際來往能力在上了數十年的社交技巧訓練後仍然粗手粗腳，學不到細膩程度；他沒有全職工作，只在部分工時制的社區圖書館及藥妝店打工；他雖然認真努力工作，但也不時因為無法應付各種突發的人際情境，而容易受到誤解甚至指控。若用上述若特或郝林的定義，我想他毫無意外的屬於不好到很不好的預後適應狀態。這樣的歸類是所謂科學家們客觀上的界定，也是文獻上一筆重要的資料，顯示出這樣的自閉症成人是嚴重且慢性的身心障礙者，是社會福利政策中需要大力扶持的對象，或可能要送到教養機構，及早安養與照護。

但在細細閱讀此書的過程中，你卻會一再地發現到，這樣的重度障礙者，他的心靈世界卻總是這樣的美好與誠摯。思諦雖只有有限的語言能力，但你若和他一起生活，他會提醒你要按時吃藥、要固定運動；他喜歡美食，也愛看美食頻道、食譜，並能和你一起做菜，只要適當的提醒，他會協力做好每一個細節；他也樂於幫你做所有的家事，用吸塵器清理地面、到戶外割草、剷雪，在風雪交加的加油站走出車門幫你加滿油上路！他也會幫忙洗衣服、烘衣服並摺好放在每個人的衣櫃中，儘管偶爾出錯或不完整，但只要你稍加監督，他就會完美地執行。

他從不偷懶，每天睡前都會看著行事曆、設好鬧鐘，面對不同的工作需求及作息方式，他都會試著安頓身心，迎接隔日的新挑戰。沒有工作的日子，他也會在家裡自己找樂子，他愛在不同角落，選擇不同的音樂來聆聽，他愛看固定的電視節目，也樂於參與戶外的藝文活動。睡眠上他幾乎沒有失眠的問題，即使長途飛行，他也很快就能怡然地在經濟艙內安然入睡，在抵達目的地前，他會像機長廣播般的準時醒來，準備落地。在工作上，他是極佳的伙伴，可靠度滿分；壯碩的身材，又是耐操度滿分，你和他一起工作，從不需要聽他抱怨，也不需要擔心他的情緒起伏，因為他就是滿心歡喜地工作，盡心盡力使命必達。他愛去教堂，主動參與各種服事，喜歡和一群人坐在一起共同做些事，他雖不會聊天、不會主動分享，但他只要和大家坐在一起，就滿心歡喜。

但他的麻煩是，他總是信任每一個人，所以他可能會被同儕捉弄、霸凌（例如遭指控偷錢、被捉弄脫下褲子的那一段經歷），或被顧客、同事誤解（例如在圖書館被控手太靠近女性的胸部，或坐在主管的腿上，或被藥妝店顧客投訴不懂英文、不適任等等），但他不明白這過程發生了什麼，或者可能明白，但只有有限的表達能力及理解能力；對他來說，他只是做他所信任的別人要他做的事。只是他很難理解，為什麼所謂的正常人竟然可以把他們與生俱來的複雜又美好的心智理論（theory of mind）能力，用在不正當且傷害他人的用途上？但他像是位船過水無痕、事去心隨空的修行人，總是無礙地信任每一個人，從不在乎正常人對他異樣的眼光，誠摯地與每一個願意和他互動的人來往。他的肉身甚至有著極低的生理需求，也因此，教他這樣沒有性經驗的成人自慰，對他反而可能帶來傷害。性騷擾這樣的名詞，對他不僅遙遠，也是一種對他純淨心靈世界的遙遠對待。

這樣的思諦，是諸多自閉症類型中的一種。英國的前輩兒童精神科醫師溫恩（Lorna Wing）教授對於自閉症，以人際互動的特性，分為冷漠型、被動型以及主動但怪異型等三種類型；當代若從認知功能來區分，則會分為高、中及低功能者；從症狀嚴重度來看，又會分為輕度、中度及重度等等；若從自閉症類群障礙（Autism Spectrum Disorder）這個大傘來看，有典型和非典型的自閉症，也包括亞斯伯格症，儘管目前精神醫學界統一用這個大傘的名稱來統稱。思諦的人際互動應該被歸為被動型，認知功能在中低功能，症狀嚴重度則可能歸為輕到中度。事實上，每一位自閉症孩子的發展及成長樣態都有極大的不同，但他們慢性的發展障礙所需要的支持儘管有所差異，卻也是共同的。也因此，對蔡醫師和師母來說，他們年歲高了，思諦的下一步該怎麼走下去，真的需要整個社會及政府來積極關注。

對蔡醫師及師母來說，是的，思諦真的如天使一般的來到人間，來到蔡府，給予蔡家夫婦一個生命的重大功課。人，可以怎樣活著？人生命中的「正常」與「異常」，又是怎樣的旅程？生命的出口又是什麼？閱讀這樣的文本經驗中，讓我發現到，「正常」的我們似乎太容易透過理解及流利的表達，而讓心靈受到遮蔽，因為我們常可以輕易的勾連各種人際網絡，向外發展。而患有自閉症的思諦，有著重度的理解及表達障礙，加上對諸多人際世界缺乏興趣，這樣的「異常」反而讓他的心靈得以不受遮蔽。在蔡醫師及師母的文字引導下，讓我們有機會探訪思諦心靈深處中那渾然天成的開闊。這樣的開闊，是對所有人的包容與無私接納，這不正是芸芸眾生的你我——所謂的正常人——終其一生想要回歸的天地嗎？思諦的生命世界，透過了蔡醫師及師母真摯與溫暖的語言，映照了、也照應了我們，讓我們有機會在「正常世界」與「自閉世界」之間再細細的走了一回。「自閉」與「正常」其實是相互應答的，我們都有彼此共同的心靈家園，我們之間原來並不遙遠，而是如此貼近，如此需要共同依存，也相互陪伴。

謝謝你，思諦，也謝謝蔡醫師和師母。

【譯序】

當我走進思諦的生命

李慧玟／天晴身心診所兒童心智主治醫師

當蔡醫師向我詢問願不願意幫忙翻譯這本書時，我心裡雖然一直在嘀咕：「我可以嗎？」「英文這麼菜，文筆又不是很好。」但是另一個衝動卻升起：「我真的想瞭解如何陪伴一位自閉症孩子成長；而一位自閉症專家是如何回到自己的家庭照顧自己的孩子？」於是，我答應了。這是約二年前的事了，當時我已退休，想想，自己應該可以有很多時間來做這件事。

但是退休後的我仍是忙碌不停（哈哈！就是當無頭蒼蠅），靜下心來翻譯時，常已是夜晚了。翻譯過程中難免遺漏一些段落、打錯許多字、寫出一些無厘頭的措辭，真的要感激蔡醫師的無限包容及忍耐。另外一個困難是，我不是基督徒，因此有關《聖經》的翻譯，還是勞煩蔡醫師及美玲（蔡太太）。

終於把書翻譯完了，眼看出書日期越來越近，蔡醫師希望我寫篇序文，讓我靜下心來，想想這一年多來，我總是在夜深人靜時與這些篇章相伴，伴隨著老公的打呼聲，逐字逐句地慢慢推敲，這無非真的驗證了我的英文有夠菜，有時透過網路、字典，還是找不到恰當的中英對照，只好放下文稿，請原作者幫忙看看囉！這次經驗也讓在翻譯工作初試啼聲的我，對許多書籍翻譯者敬佩萬分。

二〇〇〇年，初次認識思諦，當時我到蔡醫師服務的醫院向蔡醫師拜師學藝。住在那裡的三個多月期間，我和思諦很少交談，因為他很沉默，而我的英文很菜，不太敢開口說話；身處異國的我，聽不太懂別人在說什麼，只能嘗試在每個人的舉手投足中解讀他們想表達的事。有時候，和思諦在一起反而讓我很輕鬆，因為我不須用我不熟悉的英文和他說話。思諦當時已在工作，每次見面他總是掛著笑容，從容地做他的事情。我們曾一起去教會、去他工作的地方，也曾去他的音樂團體，蔡醫師夫婦用他們的愛帶著思諦一起成長。

藉著翻譯此書，我進入了思諦的生命歷程，感受到他成長過程中的一些挑戰，在父母、師長、朋友及工作夥伴的陪伴中，思諦將困難一一克服，旁人用無盡的愛來協助他，但不溺愛、不怨天尤人、不灰心、不放棄，同時對思諦也不過度期待、不奢求，總是站在他的立場思考如何協助他發揮潛能。尤其是美玲，她讓我深深佩服，我們同樣是女醫師，也同樣為人母，年輕時我還會怨孩子給我太多牽絆，而美玲呢？她愛她的孩子，無怨無悔，但她也同樣熱情地愛她所認識的每一個人，套個臉書常用詞：「給妳N個讚」。蔡醫師也是，在專業與慈愛中不僅照顧自己的孩子，更把自己的經驗毫無保留地與他人分享，不餘遺力地獻出鼓勵和協助。

最後，想藉此書與讀者共勉，尤其是為人父母者，不管你的孩子被歸類為什麼，他們一定有他們異於他人的優勢。我們帶著孩子來到世上，當愛他／她無怨無悔，助他／她發掘自己，讓他／她學習獨立自主。

致謝

首先，我們感謝神把思諦送給我們。沒有思諦，我們的日子就不會有到目前還能感受到的興奮、挑戰及充實。在這趟旅程中，有許多人陪著我們，支持我們，幫助我們，塑造思諦成為今天這樣一個特別的人。

對於他的老師、教練、導師、老闆、牧師、家庭醫師和牙醫師，以及特別的朋友們，在此向你們致上深深的感謝：Beth McDermott, Mary McCue, Sherry Short, Lauri Palmer, Linda LaPietra, Christine Barton, Marge and Paul Wright, Michael Taylor, Virginia Nash, Paul Anderson, Brian Gustella, Jeff Kurz, Beth Andersen, Shutta Crum, Rev. John Suk, Rev. Harvey Stob, Marilyn Glover and Joan Vredeveld, Jo Mathis, Dr. Robert Kiningham以及已故的Dr. Peter Drescher。

假如思諦有詞彙可以形容他的感激，他一定會非常感謝你們每一位，因為你們如此付出耐心、友善和同情。謹代表思諦對你們獻上誠摯的感謝。

Chris Barton，謝謝你幫助思諦成為一位最好的音樂人。

謝謝 Marge 及 Paul Wright，透過共同音韻（Common Chords）的音樂活動使思諦的生活更充滿樂趣。

Virginia Nash，謝謝你這麼耐心及永不倦怠的努力，幫助思諦找到最好的工作。

Marilyn Glover，謝謝你讓思諦有機會在教會辦公室工作。他真的很期待每週四下午的來臨。

謝謝妳，Jo Vredeveld，這麼多年來妳一直是思諦的導師及最要好的朋友。

Dr. Kiningham，謝謝你這麼多年來對思諦的醫療照顧。

Dr. Drescher，謝謝你接受思諦成為你的牙科病人。

Jo Mathis，謝謝妳把思諦的故事和許多 Ann Arbor News 的讀者分享。

還要特別感謝Harvey 及Audrey Stob，你們花好多時間幫我們整理原稿，並給我們有價值的好建議。如果沒有你們，這本書是無法送到出版商手中的。

宋維村教授、姜忠信教授，謝謝你們在百忙當中抽空為這本書寫推薦序。

李慧玟醫師，謝謝妳幫忙把這本書譯成中文，使它得以和中文讀者分享。

最後，思恩，在這世界上沒有一位弟弟像你一樣。在你的一生中，你一直愛著思諦，從來沒有抱怨過他。你和他同工而且教了他許多只有你可以給他的技能。我們謝謝你及恩華（Clara）接受他的獨特個性，並且願意永遠地支持他。

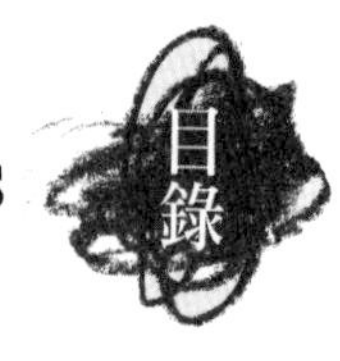

CONTENTS

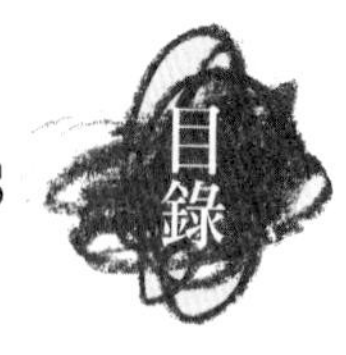

CONTENTS

前言

關於高功能自閉症——一種輕度地影響人們社交與溝通能力的神經性發展疾患，市面上已經出版了許多相關的書籍，但就我們所知，對於嚴重損害社交、認知及溝通能力的低功能自閉症，相關書籍卻如鳳毛麟角。然而，這些患有低功能自閉症的人在他們的心靈旅程中，卻成為許多人的朋友與老師。這不是一本要描述低功能自閉症的症狀及原因的書，透過這本書，我們想要說說我們自己，和我們的低功能肯納自閉症兒子思諦，在這個世界走了四十年的心路歷程。在一般人的價值觀裡，思諦是一個神所給予但卻弄壞了的禮物；但是透過思諦，我們卻瞭解到他實在是神給我們的完美賜禮。

這本書裡的故事是慢慢累積起來的。剛開始的時候，我們只是想親自訴說兒子思諦的故事，他的故事對我們及一些與他工作或生活過的人而言非常重要。想說出這個故事，是因為我們相信必須有一個紀錄，好讓人們瞭解到，一個人即便像思諦這樣在認知、社交及溝通能力方面有嚴重缺陷，他的生活旅程卻仍能感動許多人，也改變了他們的靈性旅程。

出版這本書的許多想法，均來自我們所生活的基督教社區。美玲來自一個充滿奉獻精神的基督家庭，逸周則原本出身自佛教家庭，後來在念醫學院時成為天主教徒。我們都努力研讀《聖經》，同時也閱讀宗教及靈性書籍，並參與教會的服務及活動，以遵循神給予我們的教導。

可是面對生活中的許多挫折及失望，有時候我們難免會問：「為什麼神要這樣對待我們？」「為什麼神要給我們一位有缺陷的孩子？」有些時候我們會氣憤地問：「神真的愛我們嗎？」

思諦以一些不可思議的方式，超越了任何書籍或神學理論，在與神的關係上一次又一次地引領我們有新的認識。透過思諦這位最脆弱、最易受傷的人，我們重新發現，神是活在我們的信仰裡的。思諦從不會談他的信仰，他不會像一般人一樣表達情感與愛，也沒辦法給我們任何建議或忠告，但是在養育及照顧他成長的過程中，思諦成為我們的朋友、老師及引導者。在思諦的成長過程中，我們的心靈經過一場洗禮，讓我們發現許多驚喜。藉由思諦的故事，我們得以訴說我們的信仰，同時讓大家更容易理解神奇異的愛。思諦很少說出隻字片語，但卻用他的方式，逐漸地讓我們能夠實踐基督徒最深刻的信仰。

我們現在心裡已明白，這位有嚴重缺陷的人原來那麼受到神的鍾愛，而且身負獨一無二的任務被送來這個世界，目的是為醫治這個世界。我們希望藉著分享思諦的故事，能讓許多和我們有相似問題及困頓的人，也可以發現到神在他們的生命裡。我們也希望透過思諦的故事，讓大家能因此看重那些最脆弱與易受傷的人，看到他們不同凡響的特質與獨特的天賦。

這麼多年來，我們得到許多祝福，並且有機會告訴很多人有關思諦的故事。向人們提及這些故事，已經變成是在表達我們的信仰以及講述我們自身的經歷。無論如何，我們一直相信，透過文字書寫一定可以改變人類的心。在寫這本書的同時，我們體會到，每一個字都牽涉到我們自身，就像牽涉到思諦一樣。由於他愛我們，而且我們也愛他，所以我們想要把這本書完成。

為了要在這本書中傳達一些重要的觀點，我們引用了《聖經》中的智慧[1]。我們並不是想藉此讓讀者認為我們掌握了某些真理，然後企圖向讀者傳教；引用《聖經》章節，是因為和思諦共同走過的心靈旅程之中，某些《聖經》的話語變得對我們更有意義、更真實，而我們希望讀者也可以發現同樣的經驗。因此我們建議，當你讀完每一章，不妨反思一下我們所引用的《聖經》詩句。

這是一本我們兩人非常想要共同撰寫的書。然而我們有不同的書寫方式、不同

1　本書《聖經》譯文採用聖經公會一九六二年在香港出版的合和本聖經（Kuoyü Bible, Shen, Ed. 2155, The Bible Societys in Hongkong & Taiwan, Printed in Hongkong 1962）。

的工作習慣，而且常常發現彼此對某些事情在何時發生，以及當時對這些事情做何反應，都有不同的回憶。為了解決這個問題，我們各自對某些特殊事件的評論及感想，書中會分別冠上各自的名字。

我們便這樣開始書寫這本書，即將展開的故事可能最足以見證神給我們的愛。對我們而言，思諦是神的賜予，也是一扇讓我們在生活中窺見天堂的門。他似乎總是很快樂，從不討厭一成不變的生活。我們用愛及感激，寫出他與我們之間特別的關係。我們也深深希望，思諦的故事能導引許多開明及有同情心的人，更能認識神的大愛及奇異的恩典。

或許有些讀者會覺得這本書與盧雲神父（Fr. Henry J. M. Nouwen）所寫的《亞當》（*Adam*）有些相似。多年來我們一直是盧雲神父的忠實讀者。對許多在智能方面有殘缺的人而言，他確實是一位最謙卑和最有同情心的神的僕人。我們深受他的書影響，因此這本書很自然地會反映出他的精神。就某種程度來說，我們也等於把這本書獻給已經逝世的盧雲神父。

❖

這本書是從一九九八年十一月，逸周做了心臟繞道手術後不久開始寫的。動完這個大手術後，逸周請了兩個月的病假在家休養。逸周復健計畫的一部分，是讓自己忙碌而且專注於往常喜歡做的事，同時也想做一些事讓思諦的人生綻放意義，於是決定寫下思諦的故事。在思諦的母親美玲大力幫助下，逸周書寫了這本書的大部分。基於一些我們已無法清晰記得的原因，這本書的初稿在我們的電腦裡存放了十五年之久。二〇一三年九月慶祝思諦三十九歲生日後不久，我們突然想到思諦在二〇一四年就要四十歲了，如果我們能出版他的故事，和許多能夠同理思諦狀況的人分享他四十年來的人生旅程，會非常有意義且值得記念。於是美玲花了幾個月，重新整理過去的一些文件並加入更多的故事，終於把這本書完成了。

希望你會喜歡這本書，正如我們喜歡和你分享我們的故事一樣。

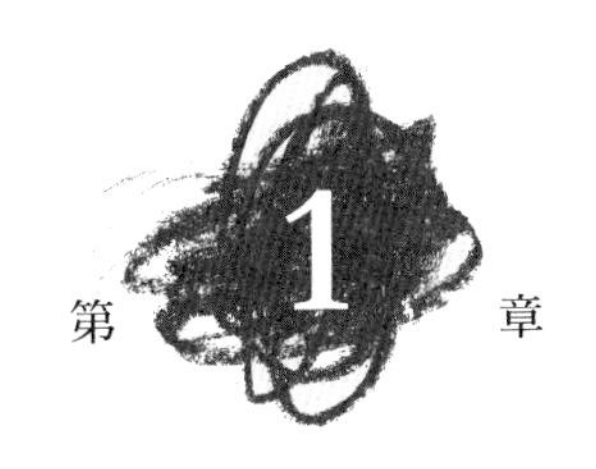

第 1 章

珍貴的禮物

只是沒有孩子，因為以利沙伯不生育，兩個人又年紀老邁了。天使對他說，撒迦利亞，不要害怕，因為你的祈禱已經被聽到了，你的妻子以利沙伯要給你生一個兒子，你要給他起名叫約翰。你必歡喜快樂，有許多人因他出世，也必喜樂，他在主面前將要為大。

——《路加福音》1：7,13-15

因在這日要為你們贖罪，使你們潔淨。你們要在耶和華面前得以潔淨，脫盡一切的罪愆。

——《利未記》16：30

我倆相遇在台灣的台北市立療養院，當時逸周正在接受第一年的精神專科住院醫師訓練，美玲則在台北市立仁愛醫院當實習醫師。她和另一位實習醫師提出一個特別的要求，那就是希望去逸周工作的精神科專科醫院實習一個月。在那個年代，讓綜合醫院的實習醫師到精神科專科醫院去實習，是一個很不尋常的要求，之前從未有過這樣的先例，往後的許多年也沒有這樣的例子發生。

逸周的回憶

我們相識後，我被美玲獨特的氣質深深吸引。她非常良善、溫柔、富有同情心，而且有很真誠的宗教信仰，於是我很努力地想要引起她對我的注意。不久後，我們就開始約會了。我們會去看電影，而且參加許多音樂會。美玲在成長過程中曾經有多年住在印尼，所以她會帶我去一些開設在台北的印尼餐廳。我們也開始一起去參加教會的聚會。起初，我們也曾有些小衝突，因為我是天主教徒，而她是基督徒。我是在一個信仰佛教的家庭中長大的，不過在就讀醫學院時，我成為了天主教徒。我對基督教的信仰觀點，比她開放些。她是在基督教會環境下長大的，她的父母親，尤其是母親，不認為天主教徒是基督信徒。

我建議我們先一起去她的教會聚會，等到她對我的信仰有了較多的認識之後，她或許就可以認知到我也同樣是基督信徒。去參加她的教會聚會，是經過我的何神父（Fr. Francis Heras）允許的。何神父是一位西班牙神父，在中國大陸及台灣已經奉獻超過三十年的時間，他是我的精神導師，並且引導我接納了天父、基督及聖靈。他完全瞭解也能接受，不管我們信奉哪一種宗教或屬於哪一種教派，我們的神都只有一位。

經過幾個月的約會後，我們決定彼此託付終身。在決定邁向婚姻前，我們各自向自己的父母秉告這樣的決定。美玲也多次拜訪過我父母。但在那個時候，美玲的父母親仍住在香港，因為當時政府的戒嚴政策，要去拜訪他們相當困難。記得當時美玲的父母親拜託在台北的一位親戚來觀察我，然後把結果報告給他們。我們一定是讓周遭相關的人留下很好的印象，因此他們不僅贊同我們結婚，還同意參加在我家鄉的天主教堂舉辦的婚禮。在婚禮的彌撒中，我感謝神對我們的垂愛以及我們雙方父母的愛與支持。

美玲的回憶

在就讀醫學院的最後一年，我有機會和班上一位同學提到我對精神科的興趣，而他告訴我他也正想申請到台北市立療養院實習精神醫學。當時在我們實習的仁愛醫院中，並沒有較好的精神科訓練課程，所以他希望我們兩人一起去爭取，這樣我們的申請可能比較有機會被接受。沒想到，我就在那裡遇到了逸周。

那時候，他在市立療養院擔任精神科住院醫師。我在那所精神醫療中心只實習了短短的一個月，不過對逸周有不少的認識。他是一位很棒的專業導師，我也很欽佩他的聰明及他對待病人的專業態度。雖然我在那所醫院的一個月實習訓練已經結束了，我們仍繼續維持友誼。回想起來，那應該也是一種奇蹟，事情就這麼地發生。

醫學院畢業後，我決定申請到逸周工作的市立療養院去接受住院醫師訓練。逸周仍舊是一位很棒的專業導師，然而我們開始約會了，關係也更加密切了。某個晚上，他打電話給我，問我願不願意去他的宿舍共同賞月。那個時候他的醫院宿舍在市郊山上，而我租住在市區的一間公寓裡。我根本不知道他將要向我求婚——他已經準備好一封精心措詞的信函，要向我表白他的心意。我想那天晚上我說了「好」。可是當我們很認真地思考結婚時，障礙很快就出現了：他是天主教徒，而我是浸信會基督徒。

在我成長的過程中，我誤以為天主教徒不讀《聖經》，或是不向神禱告。但令人驚訝的是，當我和逸周的神父說起這件事時，這位同時也是逸周的心靈導師的何神父告訴我，我應該和逸周一起讀《聖經》，並一起禱告。還有其他的一些事，也說服了我，讓我接受逸周同樣是位基督徒的事實。從那時起，我們一直在靈性旅程上一起成長至今。

當我寫信告訴我的父母，說我們打算要結婚時，我母親並不是很同意我嫁給一個天主教徒，她寫了一封很長的信表達反對。但經過許多個月的溝通後，我的父母終於同意了這件婚事，那是我生命中最快樂的一天，我感謝神給了我祂的祝福。

逸周的回憶

一九七四年三月的某一天，美玲看完婦產科醫師後回到家，顯得興高采烈，因為她的婦產科醫師說她懷孕了。我也非常高興及感恩。一年前決定要結婚時，我們覺得自己可能不會和其他人一樣很快就有孩子，因為美玲以前曾因卵巢囊腫開過兩次刀。我們曾向神禱告，請神帶領我們一起度過不管有無親生子嗣的一生。因此知道美玲懷孕的好消息後，就像大部分新婚夫妻，我們既興奮又滿懷感恩。

❖

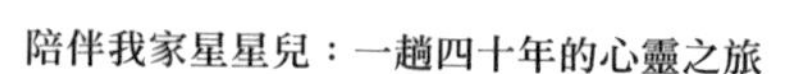

美玲的回憶

年輕時，我母親就告訴我，因為我曾經因卵巢囊腫開過刀，將來懷孕的機會很渺茫。我和逸周約會時就已經告訴他這個事實，所以當我知道自己懷孕後，興奮地馬上把這個好消息告訴逸周及我們家族的其他人。

不過接下來的幾個月，日子過得有點混亂，因為我們正在準備搬到美國，開始新的工作及新生活。很幸運的，我們忙碌的生活並沒有影響到我的妊娠，我感到一切安好而且非常快樂。

美玲的回憶

我們在一九七四年七月九日抵達夏威夷大島，先辦理移民手續，然後飛往加州與我的兄弟姊妹及家人相聚一週。接下來的一星期，我們又飛到東岸與逸周的家人相聚。那就是我們在美國的新生活序曲。

逸周開始要在紐澤西州紐華克的紐澤西大學（the University of Medicine and Dentistry of New Jersey in Newark），進行該校附屬醫學院的精神科住院醫師訓練。基於前幾年在台灣當住院醫師的經驗，他被安排去東橋市（East Orange）的榮民醫院工作，因為那裡需要比較有經驗的住院醫師，照顧問題較複雜的精神科病人。

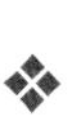

逸周的回憶

我們在東橋市找到還負擔得起的一間單人房小公寓。開頭的四個月，我們靠著步行或搭乘市公車，到處逛逛。我們學到的第一堂課，是當有人告訴你：「喔！大概離這裡只有幾條街而已」，那可能便表示還要走很長的一段路。在東橋市落腳時，美玲已有六個月的身孕，短距離的走路對她是有幫助的，但有一次我們走了一個小時才到達電話公司辦事，就實在不能算是恰當的產前運動了。

透過一位新朋友的介紹，美玲找到一位猶太產科醫師索珀（Dr Sobol），她的診所離我們住的地方很近，走路只要二十分鐘，而她是一位溫和又優雅的臨床醫師，因為知道我們是新移民，產檢期間總是希望能讓我們感到放鬆及舒適。就在我們盡量調適這個新環境之時，產檢也一切正常順利。

逸周的回憶

在安排如何送美玲去醫院生產的交通事宜時，美玲的表哥（住在離我們公寓約四十哩的地方）打算在接下來的三個週末教我如何開車。他不知道我從未開過車。上完第一次駕駛課程後，她表哥深感挫折，不確定我能否趕在孩子出生前拿到駕照。還好第二次的駕駛課程就好多了，而且我在美玲預產期前拿到了駕照。

我一位高中同學那時住在離東橋市三十哩處，他帶我去好幾家當地的車商看車子，最後我覺得最好還是買新車，畢竟我完全不懂修車，而新車出問題的機率會少些。車商承諾我在一九七四年九月二十六日可以拿到車，這樣的話，要應付孩子出生所需，時間上應該綽綽有餘。可是就在九月二十五日晚間，美玲開始陣痛，而且有羊水破了的跡象，於是我們連絡索珀醫師，她說不必急著送美玲去醫院，除非陣痛更頻繁，於是我們便待在家裡，並計算陣痛時間及頻率。到隔天下午一點鐘，美玲爸爸的同學（她在離東橋市六十哩處開業）打電話來詢問美玲的情況。她一聽到羊水已經破了，便告訴我們趕快做好準備，她會馬上開車來載我們去醫院。下午二點鐘我們到達醫院，美玲在四點鐘左右被送進產房，但院方不允許我進入陪伴，說這是醫院的政策。下午四點十四分，思諦出生了。五點鐘左右，索珀醫師抱著思諦到等待室，讓我看他幾分鐘。我告訴美玲他真是一個美麗的嬰兒，將來長大一定很受女孩的青睞。

❖

美玲的回憶

在美國的生活，需要適應的地方很多。期待小孩的來臨，則是一個新的經驗。

步行去雜貨店購物，對產前來說是很好的運動，但是我們的公寓在三樓，而且沒有電梯，要提著買來的雜貨爬樓梯，真不是一件容易的事。幸運的是，我的表哥住在附近，他很樂意幫我練習駕駛技術。我在高中時開過車，所以我很快就拿到了駕照。於是逸周繼續忙著他醫院的工作，而我忙著準備迎接孩子的來臨。

我們教會的一位朋友在東橋市綜合醫院行政部門工作，她介紹了產科醫師索珀給我。起先我們每兩週去看醫師一次，接近預產期時則每週去一次。她每次都告訴我們孩子很好。

在預產期的前一天晚上，羊水破了，而且一、兩個鐘頭以後開始有一些不規律的陣痛。我們打電話給索珀醫師，她告訴我們在陣痛不是很規律以前，不必急著去醫院。隔天早上我父親的同學打電話來詢問我的情況，我告訴她昨天晚上羊水已破而且出現一些陣痛，於是他們夫婦倆火速趕過來帶我們到醫院待產。

很快我就被推進產房，索珀醫師也來看我，我記不起她跟我說了些什麼，只記得她要我簽了一些文件。我還聽到她打電話交代她家裡準備晚餐的事情，原來那天是猶太人的大節日。接下來我就不知道發生什麼事了。後來才知道，我必須得全身麻醉才能把孩子生下來，因為我已感覺不到疼痛。在那之後，我在下午五點半醒來，然後他們說我生了男孩，體重七磅五盎司。

❖

索珀醫師向我們恭喜，並告訴我們九月二十六日那天是猶太人的贖罪日（Yom Kippur），還說所有在那天出生的孩子，他們的罪都會被赦免。我們感謝神給了我們這麼完美的禮物。

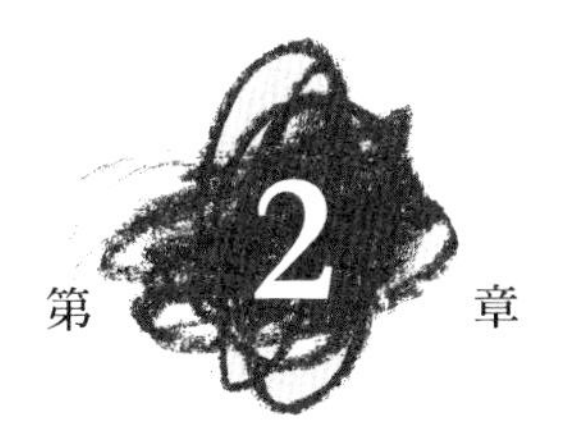

第 2 章

如我本相

兩個孩子漸漸長大，以掃善於打獵，常在田野。雅各為人安靜，常在帳篷裡。

——《創世紀》25：27

耶穌過去的時候看見一個人生來是瞎眼的。門徒問耶穌說：「拉比，這人生來是瞎眼的，是誰犯了罪，是這人呢，是他父母嗎？」耶穌回答說也不是這人犯了罪，也不是他父母犯了罪，是要在他身上顯出神的作為來。

——《約翰福音》9：1-3

我今日所吩咐你的話都要記在心上，也要殷懃教訓你的兒女，無論你坐在家裡，行在路上、躺下、起來，都要談論。

——《申命記》6：6-7

當思謠從醫院回到家，我們決定餵他母奶。但是，美玲的母奶量好像不足以餵飽他。大約餵完奶一個小時後，他就又哭了起來。幾天後我們討論是否要加上一些普通的奶粉以補充母奶的不足，但有些朋友曾經警告我們，一旦餵了普通的奶粉，嬰兒就不喜歡再吸母奶了。所以一開始，我們先餵他從醫院帶回來的糖水，似乎的確能暫時解除他的飢餓，但這卻增加他因尿布尿濕而哭鬧的次數。這種經常哭鬧的行為前後持續了大約四個星期，我們兩個都又疲倦又挫折。最後我們決定不再聽信老生常談，開始在餵母奶之後又給他喝一些普通的奶粉，很快地這問題就解決了，他開始不管白天或晚上都可以睡得比較長，而我們也可以有機會補充睡眠，讓我們恢復了體力，也減少了壓力。最棒的是，他沒有因此而拒絕再喝母奶。

大約五個月大時，我們開始嘗試讓思謠吃各種半固體食物，例如蛋黃及稀飯。有時他會把不喜歡的食物吐出來。從小我便常吃辛辣的食物，因此我試著給他一些辛辣的食物嚐嚐，看看能不能讓他因此快些吞下食物，結果好像的確是如此。這麼多年下來，至今他仍然很喜歡在食物加上一些辣椒調味醬，尤其是對那些他不那麼喜歡的食物。

思諦是一個健健康康又胖胖圓圓的嬰兒，星期天上教堂做禮拜時，我們會把他留在教會的育兒室，其他孩子都會過來親近他並摸摸他的臉和手，他總是微笑著，絲毫不在乎這些觸摸。

思諦的動作發展似乎都很順利，除了爬行看來比逸周同學的女兒稍微慢一點；那個女嬰比思諦大二週，我們兩家互相比較著這兩個小孩的成長發展紀錄。我們不是爭強好勝的父母，主要是因為我們兩家同樣都是在異國他鄉養育自己的第一個孩子，這樣做比較可以讓我們有個參照。那時候，我們都沒有任何朋友或親戚可以提供協助。當我們發現思諦在爬行方面比一般慢了約一個月時，認為是因為我們怕他把地板上的東西撿起來吃，所以很少讓他在公寓的硬木地板上爬而導致的。他八個月大的時候，我們帶他去拜訪我們的表兄，他家的地板是鋪地毯的，這時我們非常高興地發現，思諦已經可以在鋪地毯的地板上到處爬來爬去了。

他在十一個月大時，就能自己走路了。我們對他走路時的專注力及平衡感印象深刻。他的弟弟思恩在他十四個月大時出生，我們有時在床上或地板上幫他弟弟換尿布，這時他會在我們身邊走來走去，可是他從來不會踩到弟弟。當思諦大約十八個月大時，我們注意到他很喜歡倒退走路，當時只覺得他這樣的行為很可愛，他也從未因倒退走而發生意外。多年以後我們才想到，那時的喜歡倒退走路，很可能是一種早期的自閉症狀。

他四歲大時，我們買了一輛三輪車給他，他很快地就會騎了。大體來說，我們從來沒擔心過他在動作發展上會有問題，直到他長到應該要學會接球的年紀——所有美國人都認為這年紀的小孩應該要會接球了；但我們丟了個軟球給他，不管球是大是小，他總是把頭偏轉過去。我們猜想或許他是怕被球丟到。對此我們並沒有很在意，只是轉而教他其他的動作技巧。

思諦在七至八個月大時，開始會發出一些聲音，但很快就不再發出聲音；三十個月大時，我們發現他沒有辦法模仿任何聲音或單字。有一天晚上，我們決定要弄清楚，他是不會還是不願意模仿聲音或單字。那時他已養成一個習慣，就是睡覺時一定要有一個嬰兒小枕頭陪著，我們就把他的嬰兒小枕頭拿開，然後告訴他如果他可以模仿說出「大」（da），就會還給他嬰兒小枕頭。結果他一直哭了約半個小時，在這半個小時當中，我們不停發出「大」的聲音，但他除了哭泣之外，就是發不出任何「大」的聲音。我們知道他一向是個很順從的孩子，所以，我們的結論是：他不是不願說，而是不能說。我們對這結果非常失望，但還是把他的小枕頭還給他，他很快就停止哭泣而且睡著了。第二天，我們翻閱手邊所有醫療書籍中有關語言發展的部分，發現男孩的語言發展年齡一般都比較慢，有可能遲至三十六個月大才會出現。這時我們才比較放心，覺得他的語言發展可能仍在正常範圍內。

逸周的回憶

一九七七年七月，我開始在愛荷華大學附屬醫院的兒童青少年精神科，接受臨床研究的住院醫師訓練。在兒童青少年精神醫學部門的分支中，愛荷華自閉症方案在一九七四年就設立了。我開始學習有關自閉症的一切知識，也有機會與許多「自閉症」孩子工作並觀察他們。我第一個學習到的，是這些孩子有明顯的延緩及／或偏離正軌的語言發展。一九七七年九月，思諦已經三十六個月大了，但他還是無法模仿任何音或字，而且一直未發展出語言。因此，某個晚上我再一次拿走他的小枕頭，要求他重覆一些聲音及單字如「大」（da）、「怕」（pa）、「媽」（ma）、「吃」（eat）、「喝」（drink）、「不」（no）、「是」（yes）。這次又是過了半個小時，他依然沒有模仿覆誦任何音或字，只是一直哭。我再次確認他是沒有辦法，而不是不願意。我把小枕頭還給他，他就停止哭泣而且一樣很快就睡著了。那時我對自閉症已稍微有多一些的認知了，於是我告訴美玲，我們需要拜託我的指導教授馬克．史都華醫師（Dr. Mark Stewart）盡快為思諦評估。

❖

一九七七年十月八日，我們與史都華醫師進行評估。史都華醫師花了一段時間與思諦在檢查室進行，我們則在單面鏡觀察室觀察。史都華醫師試著與思諦玩耍、互動，但他都沒有反應，他只在房間裡漫無目的地走來走去，並嘗試開門要走出去。幾分鐘後，他開始哭泣並更多次嘗試要開門出去。最後他看到我們走進房間，就停止了哭泣；我們與史都華醫師說話時，他也待在房間裡面。那時史都華醫師的推測是，思諦最有可能是有語言遲緩症，而不是自閉症。不管是什麼症，他都要我們趕快送思諦去接受愛荷華自閉症方案的日間課程。我們遵循史都華醫師的建議，因此思諦三歲大時就進入早期療育的課程。在接受自閉症日間課程時，思諦還同時接受溫得爾強生語言及聽力訓練中心（Wendell Johnson Speech & Hearing Center）

的語言治療；這兩個治療中心都在愛荷華大學裡。

在那同時，我們與愛荷華市的特殊教育單位聯繫，要求與他們討論個別教育計畫，好讓思諦可以開始接受公立學校的早期介入方案，接受早期治療。一九七八年四月，學校裡的早期療育團隊經過評估後，決定讓思諦在一九七八年的秋天進入學前發展班。

不管是愛荷華自閉症方案或愛荷華市立學校的工作人員，均不願意說思諦確實有自閉症，即便他們已注意到他有自閉症的特徵。我們相信，他們是出於好意，不希望那樣驚嚇我們。回顧起來，我們現在確信，一直以來思諦都有一些自閉的特徵，只是當時我們沒有足夠的知識及經驗來辨識。

❖

美玲的回憶

逸周回想起每當他下班回來，都會花幾分鐘和思諦說說話，他會重覆地告訴思諦：「我好累，累，累。」而思諦在那時，只是坐在高腳椅上不停地笑。

思諦八個月大時，很喜歡看逸周玩飛機撞到他胸口的遊戲。逸周會用一隻手當飛機飛過思諦，在碰到他胸口時說：「撞到了！」思諦就會大笑並抓著那碰到他胸口的「飛機」在空中畫個圈圈，表示他要再玩一次這個遊戲。他會一直玩這同樣的遊戲，直到逸周累歪了。

思諦九個月大時，我們搬遷到愛荷華市居住。很快地，我們和一個有兩個小孩的家庭成為朋友，他們的父親，也就是祖父，常常來探望他們。每次他們全家來拜訪時，我們注意到思諦很喜歡走近這位溫和的老人，然後摸摸他的鬍子。那時我們只覺得思諦這樣很可愛，只不過他似乎比較注意老人家的鬍子，卻忽略兩個小孩帶來的玩具，也不和他們玩。

在思諦開始早期療育課程前，我們買了許多玩具，並教他如何玩這些玩具。他總是把汽車排成一直線，而不是推動它們；他也只喜歡用玩具敲打桌子，尤其是他獨自一人在玩的時候。假如他沒忙著用玩具敲打桌子，就會花很長的時間坐在客廳窗戶旁往外看，一副很滿足的樣子。

有時我們試著告訴自己，他之所以會有如此不同的表現，是因為我們太忙於照顧他的弟弟；我們認為，他只是一個不太有所要求、安靜而善良的孩子。

思諦開始進行早療課程後，最大的困難是「語言及認知發展」。一位學校心理師曾評估他的認知發展功能，發現他的智商大概在四十到六十之間。等他年紀大一些的時候，他出現更多其他自閉特徵，例如按照例行規則做事、逃避與人們眼神及肢體接觸，也不像其他孩子那樣玩玩具。到他六歲時，學校團隊才同意我們的診斷：思諦有肯納自閉症。

那個時候，專家告訴我們，洛杉磯加州大學（UCLA）有很棒的行為治療方案提供給自閉症的孩子。這個方案要求孩子的家庭至少要在洛杉磯住上半年，以學習如何在家裡進行搭配的治療，而且這個課程費用非常昂貴，那時候我們根本無法負擔在洛杉磯住半年的費用，而且逸周還必須中斷他的住院醫師訓練。曾有一陣子，我們覺得很對不起思諦，無法給他這樣的課程訓練。後來查了許多文獻後，我們發現這項特別的治療方式並不像他們所宣稱的那麼有效，於是轉而嘗試其他我們能取得的介入及治療。

美玲的回憶

思諦十歲大時，逸周加入一個多醫學中心藥物（Multiple Center Drug）研究計畫，針對氟苯丙胺（Fenfluramine）進行研究。當時研究發現，這個藥可以降低動物血液中的神經電解質血清素（Serotonin），當時有些自閉症研究者認為太多血清素可能是引起自閉症的原因，所以一些臨床醫師希望自閉症患者血液中的血清素濃度會因為使用氟苯丙胺而降低，進而減輕自閉症的嚴重度。逸周的許多病人都參加了這個研究的實驗，他覺得讓思諦也加入這個研究計畫，對別的病人才算公平。用藥二個月後，我們發現思諦的行為沒有任何改變，於是決定停止用藥。這是思諦唯一一次為治療肯納自閉症而嘗試藥物。

在學校教育中，思諦一直都待在特教班級裡接受訓練，直到最後四年，也就是高中階段，他被納入一些回歸主流的一般教育課程。他總是快快樂樂去上學，而且在大部分的發展領域都有進步，不過與同年齡的同學相比，還是落後很多。語言仍然是他最大的困難，他無法分辨「你」和「我」。他需要別人的幫忙時，會說：「梳你的頭髮」或者「刷你的牙」他的語言的重複性仍相當高，常常只是在重覆我們對他說過的話。

思諦在二十歲時正式離開學校系統。他的語言、認知及社交能力仍然很有限。

在決定讓他進入現實世界之前，他已有四年的實地工作訓練。

離開學校後，思諦被當地一間藥妝店聘雇，擔任部分工時貨架員，直到二〇〇九年七月止。自一九九五年五月起，他也在市立圖書館當部分工時書櫃員。他用自己賺的錢負擔他自己的飛機票，和我們一起在國內及世界各地旅遊。他的弟弟念醫學院時住在一間公寓，思諦還幫他付房租。他當然也為他的經濟所得，繳交公民應付的稅金。

在學校他一直是一位受到老師、同學喜歡的學生。在他上班的地方，他也受到他的督導者及一起工作的同事大力「保護」。思諦總是在學習及工作的態度上，展現出耐心、善良、正向、承諾、有愛心，並全心奉獻，讓我們從中得到啟發。他總是以他的獨特方式，帶給我們許多快樂。

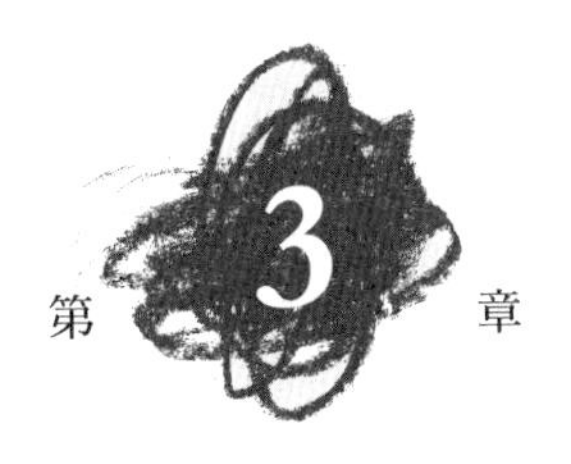

在祂以為美的時刻

凡事都有定期，天下萬物都有定時。生有時，死有時。栽種有時，攏出所栽種的也有時……

哭有時，笑有時。哀慟有時，跳舞有時。抛擲石頭有時，堆疊石頭有時。 擁抱有時，不擁抱有時。尋找有時，失落有時。保有有時，捨棄有時。撕毀有時， 縫補有時。靜默有時，説話有時。

——《傳道書》3：1-2,4-7

弟兄們哪，你們要忍耐，直到主來。看哪，農夫忍耐等候地裡寶貴的出產， 直到得了秋雨和春雨。

——《雅各書》5：7

要記住：少種的少收，多種的多收。這話是真的。

——《哥林多後書》9：6

思諦開始早期療育訓練之前，除了語言發展以外，一切似乎都很正常。在他大約五個月大時，我們開始餵他吃嬰兒食物，六個月大時，開始給他一些半固體食物。他適應得很好，一點困難都沒有。九個月大時，我們開始訓練他大小便，十四個月大時，他就會使用馬桶，不再需要包尿布了。

但從另一方面來看，思諦的口語發展卻截然不同。我們學到的第一個教訓是，兒童在這方面的發展，有些部分是父母與專業人員沒辦法使上力的。尤其是在天生就有缺陷的那些部分。

思諦四歲大時，學前班的語言治療師希望教他一些手語，讓他能表達需求。但思諦在那個時候非常過動，治療師常常花很多時間在走廊上要抓他進教室上課，以致每堂語言治療課大概只能上十五分鐘左右。他的確學會了幾個簡單手語，例如「要」、「多一些」、「請」、「謝謝」等，但是我們從來就沒看過他運用這些手語和任何人溝通。或許一些與思諦一樣的人，永遠也學不會藉由手語做為與人溝通的主要方法。

另一方面，我們和他的老師曾教他使用圖卡來表達需求，這好像有助於擴展他和別人的溝通。回頭來看，我們一九八〇年代就開始使用類似一九九〇年代的圖卡溝通系統（Picture Exchange Communication System，PECS）來教他如何與別人溝通；這套系統迄今仍廣泛運用。

我們從思諦開始早期療育起，就讓他接受語言訓練，但歷經許多位語言治療師，跨越三個不同的州，進行無數小時的語言治療，思諦至今語言能力依然很有限。即使很簡單的問話，他也不知道如何回答。假如同一個問句問了兩次，他可能第一次回答「是」，但第二次回答卻變成「不是」，因為他可能覺得第一次回答一定是錯的，所以你才會再問一次，因此第二次就給你不同的答案。

他很少想與人溝通，但當他想要溝通時，通常只用一、兩個字。他也有很嚴重的構音困難，因此人們很難聽得懂他說的話，這會讓他感到挫折而放棄。當他要求一些東西或是想要做些活動時，常會用反向的表述，例如想要吃點心時，他會說「不要點心」，我們知道他真正的意思其實是想要一些點心，但是別人會從字面意義來解讀，當然就不會給他，他的要求便落空。到今天，他的對話能力仍然很低，大概不到二歲的程度。

美玲的回憶

有一天，思諦看到我們一位同事時，對那位同事說：「咖啡。」那位同事當下的反應是：「大概思諦想喝咖啡。」但是思諦從來就沒有喝咖啡的習慣，後來我們才明白，因為這位同事常常手拿一杯咖啡來找我們談話，而那天她手中沒有咖啡，所以他可能是想問：「妳的咖啡呢？」到現在，即便他已四十歲了，語言能力仍然相當有限，我們總需要想想他沒說出來的部分是什麼。他這種說話方式就像舊時我們所說的「打電報」，但或許更像現代的「推特」，沒有文法，只有短句。

思諦七歲大時，一位愛荷華大學學生馬替（Marty）被指派來協助思諦，他常帶思諦外出活動，或是跟思諦一起做些好玩的遊戲。後來我們發現，他常常開車載思諦在鎮上四處兜風，一邊還告訴他如何唸街道上看到的標誌以及餐廳名稱，例如麥當勞、漢堡王或阿比斯(Arby's）。那時，馬替等於在教思諦一些實用的語言。結果，甚至到今天，只要我們開車經過一些思諦熟悉的餐廳，他就會大聲說出那些餐廳的名稱。起先我們還以為他想去那些餐廳，後來才瞭解，他只是在重複唸誦多年前他學到的那些餐廳名稱罷了。

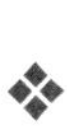

我們從思諦學習到的另一個功課是，與他一起相處的人必須很有耐心。他開始早期療育時，學校建議我們盡快讓他學習自理能力。每天，我們都得花費好幾個小時教他如何穿衣服、扣釦子、拉拉鏈、穿鞋子以及綁鞋帶等等。除了綁鞋帶以外，其他技巧都不算難教。綁鞋帶教了好幾個月，但是一直見不到成效。就在我們快要放棄，打算讓他改穿黏貼式的鞋子時，有一天他從學校回來，很驕傲地展示給我們看他如何自己綁鞋帶。我們真是喜出望外，興奮莫名，忍不住泛著淚光不停擁抱他、親吻他。

美玲的回憶

到了要教他學習分辨「左」、「右」的時候，我們使用各種自認對他應該有幫助的方法，包括他身體的部位、紙張、鉛筆及圖畫，幾乎派得上用場的東西都用了，可是似乎難以引起他學習的興趣，學得的成果也不能持續，真是令我們既挫折又失望。

然後有天，逸周正在玩電腦遊戲，遊戲裡的兔子需要跳上跳下、左右跳動，才能通過迷宮，得到牠要的胡蘿蔔。一旁的思諦看到這個遊戲畫面，便走過去倚著電腦，觀看逸周玩這遊戲。逸周發現他感興趣，靈機一動想到一個主意：遊戲或許是教他「方向」的好工具。果然，思諦真的可以長時間玩這個遊戲，同時當我們問他有關「方向」的問題，他的回答也比較有一致性。

開車時，我們也會問他方向的問題。那時，思諦對鎮上的建築物、餐廳、學校、銀行及教堂已有很好的記憶力。於是我們會問他：「去銀行是右轉還是左轉？」當他說出正確的方向：「左」，我們就會回應他說：「答對了！」（英文的說法是That's right），但對他來說，我們這句話的意思變成是「右轉才正確」。起先我們不知道這句話會讓他感到迷惑，後來注意到他困惑的表情，便趕快將用語改成「做得很棒」（good job），這樣他才會知道他的答案是正確的。

這個經驗讓我們學會，在訓練與思諦類似的個案時，如果無法得到預期的效果，我們應該停下來想想，並問問自己：「我有足夠的專業訓練及技巧來教他／她嗎？」「我用對了教學工具嗎？」「我用的教學方法對嗎？」我們必須很謹慎，不能驟然妄下結論，認為訓練無效只是因為他們有自閉症、拒絕學習新東西。事實上，「拒絕學習新東西」仍被一些診斷系統當做自閉症診斷的特徵之一。也許將來我們必須重新衡量這個概念的準確性及真實性。

我們從思諦身上學會，每個孩子都有他／她喜歡或不喜歡的食物、飲料、玩具及活動等等，理解這一點對父母及成人來說相當重要，因為我們可以利用他／她喜歡的東西或事情，當做引發他們學習動力的工具。

我們發現，由於思諦喜歡喝的湯及麥片粥裡有字母及數字，促使他喜歡辨識字母及數字，於是我們持續好幾個禮拜都給他有字母及數字的湯及麥片粥。給他吃不同顏色的冰淇淋，也激發他有興趣認識各種顏色。有一段時間，我們家的冰箱裡就塞滿許多五顏六色的冰淇淋。

當我們發現思諦似乎喜歡玩電腦遊戲，就買了一些拼音遊戲軟體，這真的啟動了思諦的學習動機，讓他的拼字能力開始增長。

我們也發現他很喜歡待在廚房做些事。他喜歡幫忙做糕點，於是我們買了一些烹飪書籍，當成他的讀物及練習拼字的工具。每次帶他去書店，他第一個跑去看的就是烹飪書櫃。不知道他有自閉症的人，看到他站在書櫃前讀那些烹飪書籍的模樣，一定會以為他對烹飪很有興趣。我們許多親戚及朋友知道思諦對烹飪書籍有興趣，就常在他生日或聖誕節時送他這些書當禮物。現在我們家已有滿滿一個書櫃的烹飪書籍，他不時會抽幾本出來讀一讀。

逸周的回憶

有時美玲與思諦從雜貨店回來後，美玲會發現有某些食品根本不在她原本的採購清單上，而且她也不記得自己拿了這些物品。然後她才瞭解，原來那是思諦心中盤算的烹飪計畫中所需的食材。他也許無法吟誦任何詩文，或引述任何名言佳句，但他卻記得自己烹飪計畫裡需要的材料。現在，他比我這遠庖廚的父親知道更多烹飪食材名稱呢！

思諦還很小時，我們買過一部前輪很大、後面有兩個小輪的三輪車（Big Wheel）給他，在我們當做運動場的地下室裡，他很快就學會怎麼騎。到他四歲大時，我們買給他一部一般孩子騎的三輪車，在大人陪伴下，他可以在我們和鄰居的車道及附近的人行道上騎。

但是當我們把他放在安裝有訓練輪的腳踏車上，想讓他學騎的時候，我們注意到他變得又害怕又緊張。他也學不會使用剎車。經過多次徒勞的嘗試，再加上擔心他可能也學不懂所有交通規則，我們決定買輛雙人自行車，這樣思諦就可以和其他小孩一樣享受騎乘自行車的樂趣，而且我們也可以全家一起享受騎單車的快樂。

我們教過思諦過馬路時要先「看兩邊」，但是直到現在，他仍無法明白這個意思是指什麼。他總是一邊把頭轉到右邊再轉到左邊，然後一邊說「看兩邊」，之後就穿越馬路，不管路上是否有車子駛過來。讓他學會遵循交通規則，仍是一項持續進行的功課。

❖

思諦即將進入青春期時，開始長鬍子了。一開始，我們打算教他使用拋棄式刮鬍刀來對付這個狀況。接著，我們又擔心他可能會像其他「正常人」一樣，用刮鬍刀時偶爾會傷到自己。而且，我們也不確定他能否瞭解刀片鈍了要換新的。

最後，我們決定教他使用電動刮鬍刀，這可安全多了。但是電動刮鬍刀產生的震動，不是思諦及其他自閉症者會喜歡的感覺。我們一般都是手握著電動刮鬍刀在臉上移動刮除鬍鬚，但即使教了又教，思諦總是轉動自己的臉就著刮鬍刀來刮鬍子。

另外還有一個問題是，思諦及與他相似的人並不真正在意鬍鬚是否刮乾淨了，所以也不清楚什麼才叫刮乾淨。這一直是一件很棘手的事情。到目前為止，大部分的時間，思謫幾乎都能記得要刮鬍子，但要真正學會「刮乾淨」，仍然前路迢迢。

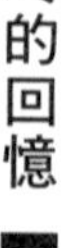

美玲的回憶

思諦在學前訓練課程時期，老師會帶著學生們到附近的游泳池游泳，我們也持續好幾個夏天都帶思諦到復健中心參加游泳活動，這個課程是專為有特殊需要的孩子所設計。一開始，思諦每次都不願加入團體，只待在泳池旁，或只是想要隨處晃晃。他似乎對游泳一點興趣都沒有。我記得他的教練必須要抓著他的手，才能使他加入其他孩子所圍成的圈圈中。

他十歲那年夏天，一位大學生在暑假時當游泳教練，他開始給思諦個別訓練，而思諦也好像變得比較喜歡游泳了。幾年後的某一天，當我們在游泳池游泳時，思諦竟開始自顧自地游了起來。他可能已經注意其他孩子游泳很久了，只不過他還沒有準備好要加入他們。不管怎麼樣，我們真是既驚訝又高興他終於願意而且喜歡游泳了。

如今，每年夏天，他都會在我們家附近的游泳池游泳；我們出外旅行時，他也很愛在下榻旅館的泳池游泳。看到他在泳池裡自由自在地享受，也讓我們感到無比快樂。

❖

從教導思諦以及與他相處的經驗中，我們學會要有耐心，同時應該去瞭解他的強項及弱點。從其他教導並訓練像思諦這類個案的人們身上，我們也學到豐富的知識及經驗。在某種程度上，我們和思諦以及與思諦相似的人之間，彼此的關係非常像種子與農夫的關係。基督說過一位農夫播種的故事：當農夫撒下種子時，有的種子落在路邊，鳥兒會來吃掉它；有的則落在布滿礫石的地方，四周沒有太多的土壤，而因為土壤淺薄，植物很快便冒出地面來，但是太陽出來後，這些植物就容易受到灼傷，同時因為沒有根而枯萎了；其他落在荊棘處的種子，因荊棘長得很快，遏阻了生長的可能。但仍然有些種子掉落在肥沃的土壤裡，在那裡種子會有一百倍、六十倍或三十倍的收成（《馬太福音》第十三章，三至八節）。

透過教導與訓練思諦，我們相信基督要我們也成為能幹的農夫，知道如何播種好讓農作物豐收。

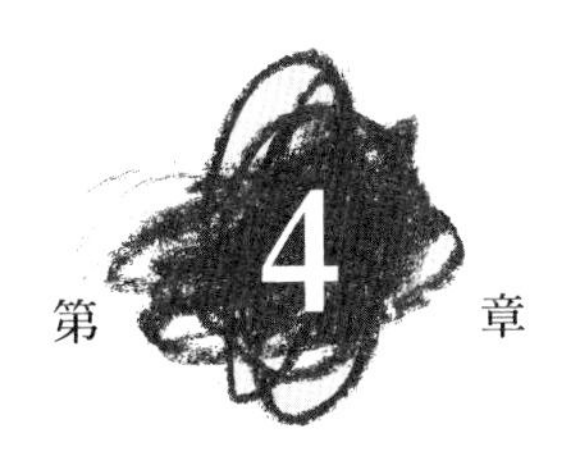

第 4 章

勇於管教

教養孩童使他走當行的道，就是到老他也不偏離。

——《箴言》22：6

你們做父親的，不要惹兒女的氣，只要照著主的教訓和警戒，養育他們。

——《以弗所書》6：4

從很久以前，我們就認為食物及飲水是神給予的珍貴禮物。當我們開始餵思諦吃嬰兒食品時，就很清楚地讓他知道，給予他的食物和飲料，他都必須要吃完。而他一向也都乖乖吃完。

逸周的回憶

有一天，美玲餵給思諦幾湯匙嬰兒食品後，思諦開始作嘔，然後就吐了出來，但他很快又把食物塞回嘴裡，試著吞下去。美玲再給了他幾匙食物，他還是發出嘔吐的聲音並吐出更多食物，但他仍然把食物撿起來塞入嘴裡，想要吞進去，沒想到接著卻哭了起來。我坐在旁邊觀察了這整個過程，開始懷疑他的喉嚨一定有什麼不對勁，因為他一向都是很聽話的小孩。我告訴美玲我的懷疑，於是美玲給他喝了一些水，然後我們檢查他的喉嚨，果然發現他的扁桃腺又紅又腫，難怪他無法吞嚥食物。我們覺得好愧疚，馬上向他道歉，也讚美他這麼乖巧，努力想達成我們希望他做的事。

❖

美玲的回憶

就我記憶所及，在成長過程中，我們家人從不浪費食物，除非食物已經壞掉了。因此，我想我也應該教導我的孩子同樣要重視食物。但是那一天，思諦實在讓我頭痛不已，他不止吃得很慢，還把一些食物吐出來。後來發現他是因為喉嚨痛才這樣，讓我覺得很難過，隨後我立即停止餵他食物，改讓他喝些果汁。

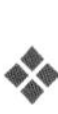

有一次，我們去一家中國餐館吃晚餐，那家餐館的菜單包括雞的許多不同部位。和我們一起去的一位高功能自閉症朋友，說中國人一定很窮，沒有許多食物可以吃，所以雞的每一個部位都不放過，而且從不浪費食物。這點，她好像說得有些道理呢！

思諦還小的時候，就被訓練要把所有食物吃完，飲料也要喝完。他不是挑食的孩子，也不會拒絕別人給他的任何食物或飲料。但是，他不知道什麼時候該告訴別人他已經吃飽或快吃不下了。

在他大約十歲時，有一次我們帶他去參加一個專為類似我們這樣的家庭所辦的野外聚餐。他吃過一些東西之後，我們就讓他到處走走，和其他小朋友一樣到別家餐桌去認識其他家庭。大部分這些家庭的成員都認識思諦，自然而然便會給他一些食物。不一會兒，他回到我們的餐桌後就開始吐了起來。從那以後他便學會，如果吃太多，就會吐。我們也必須讓他練習向別人說：「不要了，謝謝。」好讓別人知道他已經吃飽了。不管怎樣，他至今還是維持把別人給他的食物跟飲料吃淨喝光的習慣。

至於平常用餐時，我們會在他的餐盤裡盛裝合理的份量，這樣他就不會吃得太撐。

逸周的回憶

思諦二歲大時，開始不願意早早就寢。我們通常會把他抱到床上，為他讀個短篇故事，親親他然後說聲晚安，並轉弱燈光，關上他臥房的門。可是不到五分鐘，他就會爬起床來，走出他的房間。經過好幾回合這樣的戰爭（搞不好他認為這是遊戲），我便走進去陪他躺在他的床上，並且抱著他，讓他不能再爬起來跑出房間。這種體力上的較勁，有時會延續半小時，直到我們倆都筋疲力盡了，他才會沉沉睡去。

這種情況延續約一個月，之後他似乎瞭解到一個訊息：如果他不喜歡這麼不舒服地被壓在床上，他最好乖乖待在床上，並且盡快讓自己睡著。

思諦大約十一歲時，喜歡在床上跳來跳去。我們一直擔心他可能因此意外受傷，摔壞骨頭。我們試著讓他明白在床上跳躍的行為並不恰當，但不管怎麼對他說好像都沒什麼作用。後來，我們知道一件事，就是人們在水床上不容易保持身體平衡，而且水床沒有足夠的反彈力讓人在上面跳來跳去，於是我們買了一張水床，看看是否能停止他在床上跳來跳去的行為。結果發現，他不僅停止跳床的行為，而且還解決了他太早醒來的問題。

在買水床之前幾個月，他常常清晨五點左右就醒過來，然後就在他房間裡發出嘰哩呱啦等吵鬧聲，或者在他的床上跳來跳去。我們倆就必須有一個去他房間安撫他、陪他，這樣另一個人才可以多睡一會兒。也不知是什麼原因，水床改變了他睡眠的模式，讓他可以一覺睡到七點左右。從此他的睡眠問題就不再發生了。

一九八六年離開愛荷華市時，我們把他的水床送給了一位朋友。水床想必給了他美好的經驗，因為即使到現在，他還常常拿出相簿，翻到拍攝他房間的照片，指著那上面的水床說：「水床。」

在過去的二十五年，思諦的睡眠情況一直沒問題，睡前習慣非常良好。首先，他會聽大約半小時他喜歡的音樂，然後在日記本上寫下他當天什麼時候做了什麼事情，以及到了哪些地方。接著，他會量自己的血壓及脈搏，並做紀錄。接下來，他準備好第二天要穿的衣服。最後，他會來親吻我們道晚安，便去他房間睡覺。

我們通常會和他討論他第二天早上幾點該起床。在必須上班的日子，他得六點鐘起床，但是在不用上班的日子，他喜歡睡到九點鐘才起來。很奇妙的是，他都可以準時起床，不需要鬧鐘幫忙。

❖

逸周的回憶

在過去二十幾年，思諦從未有嚴重的睡眠問題。有一件事我常常希望自己可以像他一樣，那就是，當我們去旅行時，一上了飛機，思諦會先調整好座位，然後不管飛機飛多久時間、飛行距離多遠，他都能入睡，直到飛機降落到目的地。

美玲的回憶

思諦八歲大時，開始會在碰到挫折時出現一些自我傷害的行為，例如食物或湯太熱，或者因為吃太快而咬到自己，或者無法讓玩具依照他要的方式運作，或是他的需求被否決時，他會打自己的頭或是下巴，或是咬自己的手。他的自傷行為在家裡或學校都會發生。通常他會打他的頭三、四次，或是很用力地咬他的手而留下齒痕。

第一次看到他的自傷行為時，我們告訴他：「不可以這樣做。」試著轉移他的注意力去做別的事，可是這種方法沒有效，他依然繼續更用力地打他自己，並且更生氣。

這種行為持續好一陣子，甚至更變本加厲。有一天他又開始打他自己了，只因為我們不允許他玩某一樣玩具。逸周很快地抓住他的手並打了一下，同時大聲喝斥：「不要再打頭了！」

他被這個突然的打手動作及巨大聲音嚇到了。他停止打自己，並很安靜地注視著我們幾秒鐘。我們告訴他，打自己是很不好的。他沒有哭；於是我們給了他另一個玩具，他接過去，然後開始玩起來。

在這個事件發生以後，他的手又被打了好幾次。不久之後，我們開始注意到，當他覺得挫折時，會很快把手舉起，想打自己或咬自己，但是手的動作會在離他的頭或下巴一吋遠就停住了，好似記得打自己接下來會有什麼後果。

逐漸地，他可以控制自己，而且有時只做勢要打。有時他會說：「會痛」（hurt），其他時候他會告訴自己：「不可以打」（no hitting），這樣的反應持續至今，不過已經非常、非常少了。我們已經很久、很久沒有看過他做出那些手勢了。

在此我們不是鼓勵或贊成體罰。這一定要到無計可施，不得已才這樣做。我們希望能用正向且有效的方法，來處理思諦的自傷行為。說這故事主要是想指出，在某些非常情況下，有一種治療方法叫「嫌惡行為治療」（aversive behavior therapy），適當地使用它，可能會有快速的效果。一個孩子的嚴重行為問題如果拖得太久，會使得每一個照顧這孩子的大人心疲力竭；另一方面，並非所有的「嫌惡行為治療」都是不人道的干預，只要它不變成「體罰或虐待」。

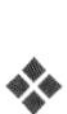

在年紀還小時，思諦唯一擔心的是他的時間表被改變。他一點也不喜歡已經訂好的時間表遭到變更。如果告訴他某一個活動必須取消或重新安排時程，他會一再重複許多次同樣的問題，譬如：「沒有棒球賽嗎？」

不過，一旦他開始瞭解什麼是「改變計畫」及「下一次」，他的挫折感就變得越來越低。今天，如果告訴他某個計畫或活動必須改變或重新安排時，他會說：

「改變計畫?」或「下一次?」假如這個活動或事情已經記錄在家裡的月曆上,他會說:「擦掉?」然後把它從月曆上擦掉,接著就繼續做他當時在進行的事情,一點都不囉唆,也不會發脾氣。

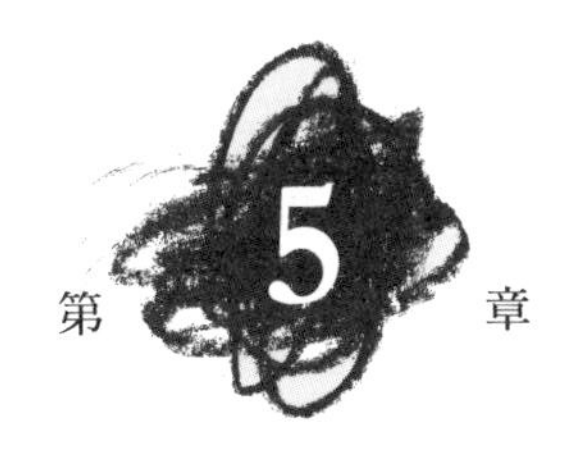

在適當的土地栽植
使其昌盛繁茂

恩賜原有分別，聖靈卻是一位。職事也有分別，主卻是一位。功用也有分別，神卻是一位，在眾人裡面運行一切的事。

——《哥林多前書》12：4-6

可見栽種的算不得什麼，澆灌的也算不得什麼，只有神使萬物生長。栽種的和澆灌的都是一樣，但將來各人要照自己的工夫，得自己的賞賜。因為我們是與神同工的，你們是神所耕種的田地，所建造的房屋。

——《哥林多前書》3：7-9

在確認思諦有肯納自閉症後，我們花了許多年積極地做臨床研究，希望能瞭解什麼是自閉症，以及自閉症發生的原因。我們的研究結果在許多期刊發表，對於什麼是自閉症，我們也更加瞭解了。這些研究成果也讓其他的研究者，看到另一個探尋自閉症原因的新方向。從我們自己及其他同儕在這個領域的研究結果，我們對自閉症有更進一步的瞭解，知道還需要許多年才能發展出更新的技術，來幫助我們找到自閉症的原因及有效的治療方法。

在這同時，思諦逐漸長大，然而在社交、語言及認知發展上還是很有限。我們也明白到，在可見的未來，似乎不會有令人期待的有效療法，可以改進思諦這三個因自閉症所造成的限制。雖然如此，我們仍嘗試去發掘思諦身上「不是那麼糟」的部分，並確信應該從那些可能的優勢來努力。在那時候，我們發現思諦很喜歡幫美玲做廚房的一些工作，也發現他和我們一起去購物時，很喜歡把顧客們隨手亂放的東西擺回原來的貨架上。

我們心想，應該有一些工作是他可以學得會、並且樂在其中的。我們需要做的，是讓社區的人們改變對類似思諦這樣的人的心態，並進而願意幫助他們，給他們工作的機會。當然，他們也需要工作同事的支持及接納。

有了這些新的想法及認知，我們便與思諦學校的團隊討論，請他們開始在學校的課程裡增加職業能力的訓練。那時候思諦是十一歲。

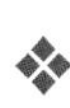

自從他展現出對廚房工作的濃厚興趣，學校的老師就開始嘗試教他閱讀簡單的食譜，並遵照內容進行。為了做杯子蛋糕、薄餅及餅乾，思諦學會了如何使用廚房裡的工具，例如量杯、磅秤及其他用品。每一次課程結束後，他班上所有的老師、同學們都可以有點心吃。每一個人對這樣的職能訓練都感到快樂及興奮。

他也花時間在學校的廚房裡學習如何使用洗碗機，並幫忙清洗碗盤，做一些清潔工作。我們很感激學校及老師提供這樣的機會，讓他能學習並操練這些工作技能。

在家裡，我們則帶他學習做中國菜。最早我們教他包餃子，這在中國餐館是很

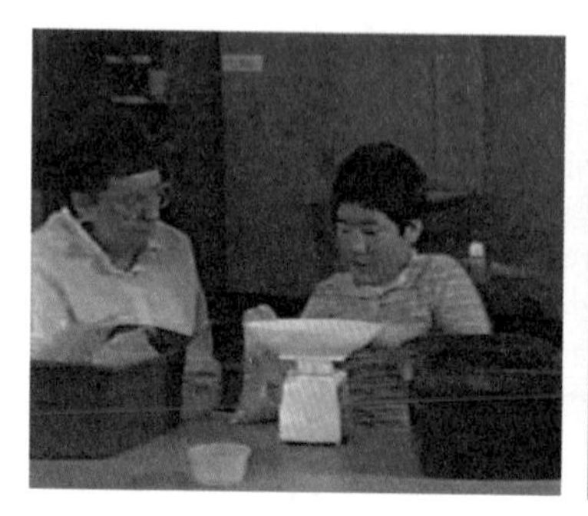

早期職前訓練

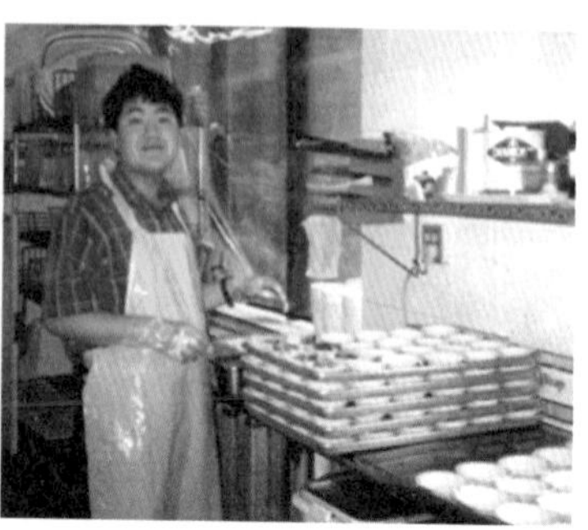

在養護中心的廚房接受訓練

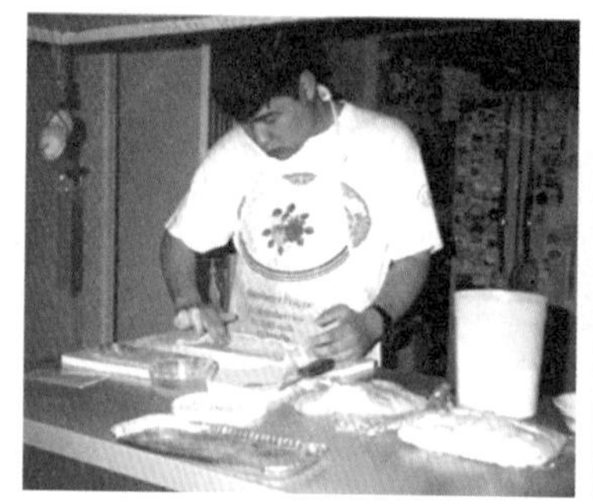

在家做荷蘭餡餅

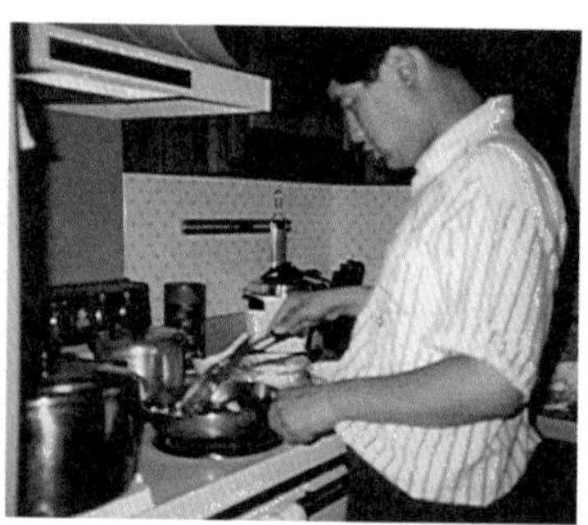

在家炒菜

普遍的一道菜。包餃子有好幾個步驟，在這些過程中，思諦可以學會看食譜、估量食材、擀麵皮、用電爐煮餃子。我們心想，如果他能熟練這些技巧，或許將來可以在中國餐館找到一份工作。

我們都是來自中國南方，成長過程中習慣米食，比較少吃麵粉類食物。但是為了鼓勵思諦學習，同時讓他有更多機會練習，在那段日子裡，有好幾個月，餃子幾乎成為我們家的主食。

到思諦年紀大一些時，我們開始給他嚐嚐日本料理。美玲也開始在家裡做壽司。思諦喜歡看她怎樣捲壽司，很快地他就想要去幫她的忙。他學會先把所有做壽司要用到工具及材料擺在桌上，然後幫忙把材料放到海苔片上。經過很多次的練習以後，他終於能自己捲壽司了。不管什麼時候告訴他要做壽司了，都會看到大大的笑容出現在他的臉上。他很喜歡捲壽司，也很喜歡吃壽司。

今天，思諦能做一些簡單的烹飪，他知道如何為自己或全家做簡單的菜餚。他會用電鍋煮飯，知道如何用鍋子蒸、炸各種食物。他也會用微波爐烹調「電視晚餐」（TV dinner，編案：即冷凍晚餐便當，微波即可食用，多半是單身漢配著電視吃，故名），或是加熱剩菜。

他會閱讀冷凍食物包裝上的指引，然後放進烤箱去烤。美玲在廚房時，他是一位非常好的幫手，我們有時會戲稱他是「蔡餐廳」的副主廚，但是他喜歡稱他自己是「甄能煮」（Yan can cook）——這是一個陪他成長、他很喜歡的電視美食節目。現在回想起來，他是在十歲左右開始看這個「甄能煮」的電視節目。那時，他是自己在我們的黑白電視機裡發現這個節目，或許就是這節目牽起了他與烹飪的連結。後來，我們發現節目裡的主廚甄文達（Martin Yan）是美玲小時候的朋友，數年後還參加了他舉辦的中國美食之旅。

思諦就讀高中的融合教育方案時，很喜歡與一般學生參加烹飪課程。有一年，他的特教助理老師協助他在當地一家養老院找到一份訓練工作，在那裡他學習為養老院的院民準備食物的技巧，以及如何依照程序把食物放進餐盤中。但是經過一年的訓練後，當我們詢問該養老院的經理是否願意在思諦畢業後聘用他，經理的答案

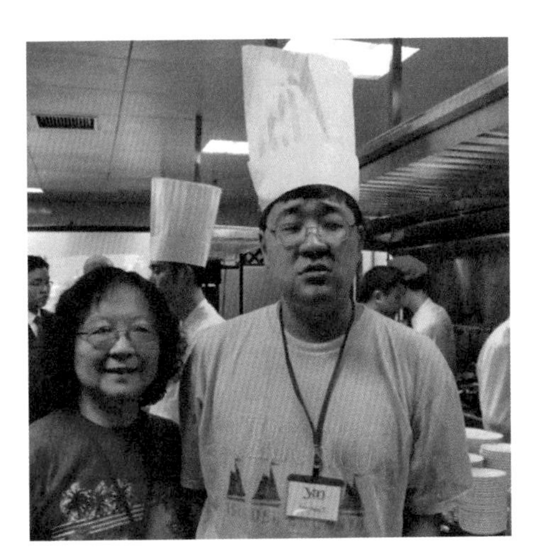

參加美食團旅遊

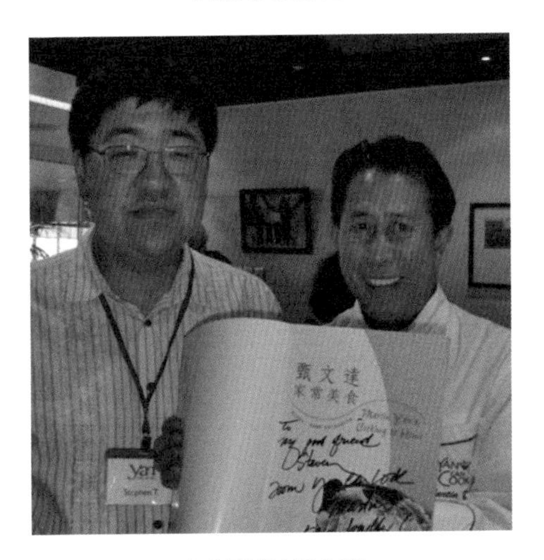

和名廚甄文達合照

卻帶給我們另一次失望。

直到現在，他還是沒機會去餐館工作。但是思諦繼續為朋友及家人，在家烹煮、烘培食物跟點心。他拿手的料理，是一種專為聖誕節或某些特殊場合做的荷蘭杏仁餡餅（bunket）。

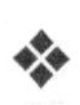

小學時，思諦的老師教他如何從廣告單及報紙剪下一些優惠券。有一陣子，許多普通班的老師也拿他們自己的報紙給思諦剪優惠券。他剪好後會分別用信封裝好，再交回給其他老師。

在家裡，起初他會剪下所有的優惠券，包括狗食或貓食優惠券，不管我們是否需要，而我們根本沒有養寵物。為了不澆息他的熱忱，我們會偷偷把不需要的優惠券丟到垃圾桶裡，但眼尖的他會看到垃圾桶裡的優惠券，他就會撿起來並放回原來那堆優惠券裡。不過，告訴他幾次我們不需要這些優惠券後，他也逐漸學會跳過那些我們不需要的。甚至當他發現一些不熟悉的優惠券時，會開始問：「不是優惠券？」一直到今天，他還是喜歡剪優惠券。我們也一直在購物時使用這些優惠券。

在學校，思諦大約十歲時，老師開始教他在大辦公室裡幫忙，整理一些教學資料並歸放回正確的位置。有時候思諦會注意到某些紙張放錯了櫃子，這時他就會把它放回正確的地方。

在家裡，我們會先討論去雜貨店採買的清單，這樣就可以比較快將需要的東西在雜貨店裡採買齊全。回到家後，他便學習把買回來的物品收放整齊。我們讓他知道並記住每一件物品放置的位子。為了讓思諦有機會學會這些技巧，我們改變購物的日程，選擇顧客較少的時候前往購物。我們先分給思諦一張簡短的購物單，讓他自己去處理容易尋找也容易拿取的物品。起先，我們得因此花較多的時間採買，但逐漸地，透過思諦的分工，協助找到要買的物品，我們反而比以前花更少的時間就買完所有的東西。

思諦的老師也要他學習在家洗衣服。為了讓他能夠完成洗滌的過程，我們寫了一個流程說明，列出洗衣服的詳細步驟，這樣思諦可以比較容易學會如何洗衣服。思諦便依照每一個洗滌步驟，一步步地學習。首先，他必須把衣服一一放進洗衣機裡，這對思諦來說輕而易舉。接下來，他必須學會把洗衣劑放進洗衣機；他很快就學會如何啟動、設定洗衣機。其實我們沒有花很多時間，就讓他學會整套洗衣的程序。

衣服洗好後，思諦會把衣服放進烘乾機，接著啟動開關，烘乾完成後，他會把衣服一一摺疊整齊。

為了維持他學到的新技巧，同時持續讓他有家事可忙，思諦幾乎每天都要洗滌、烘乾衣物。我們小鎮的水電公司一定很高興我們家對他們公司在財務上的支持。現在，洗衣服、烘衣服、摺疊衣服，就是他在家專責的工作之一。

❖

當他年紀大一些時，我們開始教他熨燙襯衫。同樣地，我們把這份工作分解成幾個小步驟，一步一步地教他。首先是熨燙領口，然後是袖子，最後才是襯衫的前面與後面。開始教他使用電熨斗時，我們讓他燙很多襯衫，連不需要熨燙的襯衫也讓他去燙。現在，我們只要告訴他哪些衣服、床單或什麼東西需要熨燙，他就會高高興興自己去做，不需要太多的監督。

我們也想到要教思諦擦鞋，於是買了一組裝在木盒裡的擦鞋器具。我們會坐在椅子上，把穿了鞋子的腳放在木盒上，讓他開始學習用刷子從裝了鞋油的小盒子裡沾取鞋油，然後塗在鞋子上的皮革處，接著用擦鞋布慢慢把鞋擦得閃亮。思諦很快就學會了。

有一次在台灣旅遊時，我們讓車站的擦鞋業者幫思諦的鞋子擦得亮晶晶，這個經驗讓他非常興奮。

❖

我們嘗試教思諦打掃家裡，但他做不到盡善盡美，因為他無法判斷鏡子、水槽、浴缸是不是乾淨了。他最不行的是打掃灰塵，因為他沒有「乾淨」和「骯髒」的概念。我們得要常常指導他，或者重覆打掃他已清潔過的地方。但是他從不埋怨這些工作很困難，總是想要幫忙。

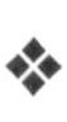

美玲的回憶

使用吸塵器對思諦來說很容易，他很快就學會了。可是，我們必須確認他的確把整片地毯都吸過，沒有遺漏一些角落。有一次我們發現地毯上有一塊地方沒有清乾淨，就向他表達我們的不滿意。他便再用吸塵器去清理那塊地方，但那裡還是不乾淨。於是逸周把吸塵器倒過來檢查，才發現原來是驅動皮帶斷了，所以刷子無法捲起髒汙，這根本不是思諦的錯。我們於是更換新的驅動皮帶，思諦便又高高興興地繼續將其餘的地方也打理乾淨。

在那同時，我們家有一個還算大的庭院，我們會請思諦和他弟弟幫忙做一些院子裡的工作，例如秋天幫忙掃落葉，冬天幫忙鏟雪。接著我們就想，應該可以訓練思諦用割草機刈草，當然，他很快就學會了這項技能。雖然有時我們發現他刈草刈得不盡理想，刈過之後，有些草還是很長，但草坪總還是刈過了。

這二十五年來，他一直持續夏天割草、冬天鏟雪的工作，多棒的一位好幫手啊！

❖

❖

美玲的回憶

夏天時，院子裡的草長得很快，他也學會用割草機幫我們刈除草坪的草。有時逸周還抱怨，他的鋤草樂趣被思諦的熱心割草給剝奪了。思諦不管怎麼樣，都很樂於幫我們做任何庭院的工作，從不抱怨，一直面帶笑容地工作。我們常常看著他，告訴彼此：如果工作場所的員工都有像思諦一樣的工作態度，那該有多好。

❖

我們訓練他幫我們的車子加油，他也學會使用信用卡付汽油費。在密西根寒冷的冬天，我們可以坐在車子裡等他幫忙加滿汽油，這對我們來說是個難得的待遇。他總是快樂地幫忙，而且露出非常自傲的模樣呢！

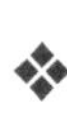

思諦十二歲左右時，我們注意到帶他去超市採買時，他會到處逛，把一些顧客拿起來但不想購買卻隨手亂放的東西，放置回原來的地方。

我們知道這是他的自閉症狀之一——堅持維持原狀，但我們開始思考，商店確實需要有人做這樣的工作，思諦只是免費幫他們做而已。所以是否有可能在這樣的地方，願意提供這樣的工作機會呢？他已表現出似乎對這種工作樂在其中的樣子。

我們與學校的團隊討論這種職業的可能性，認為他甚至可能學得會如何將價格標籤貼在商品上，並排放在展示架上。因為他這時年紀還小，學校還不能送他出去接受駐店工作訓練，不過他們很快就開始在校內的圖書館，訓練他將來可以在圖書館工作的技巧。

思諦十七歲時，他的助理老師與一家他上大學期間打工過的雜貨店商量，那是間家庭經營的店鋪，店老闆同意讓思諦在店裡進行駐店工作訓練。店老闆及其他正式員工發現思諦的工作表現越來越好，因此他在店裡接受工作訓練的時間就逐漸延長。

剛開始時，他先學習把用過的紙箱壓平後，放進回收箱中；後來就開始學習用標價機，將價錢標籤貼在每一個物品上，然後把物品排放在售貨架上。

不久以後，這家商店的老闆還很慷慨地付他一些薪水。

在小商店經過約一年的工作訓練後，他的老師極力說服鎮上一家全國連鎖藥妝店經理，讓思諦在那裡接受工作訓練。於是思諦在高中融合教育方案的最後三年，每天下午都持續在這兩個地方接受訓練及上班。

大約在那同時，思諦接受工作訓練的那家藥妝店來了新的經理，他聽說過思諦在受訓期間的良好工作表現，因此願意聘任思諦為部分工時的員工。思諦負責標價及貨品排列上架，他的工作輔導員只要在旁邊確認思諦能瞭解商家的工作要求，就可以了。

思諦是一個很值得信賴而且努力工作的員工。有時我們告訴他的上司，思諦可能會請假一段時間，和家人一起去旅遊，這時可以看得出來他的上司面露憂色，似乎煩惱思諦不在的這段時間，他可能會缺少好幫手。

美玲的回憶

思諦在高中參加融合教育方案時，他的電腦老師以前從未教過特殊學生，但她花了很多額外的教學時間，簡化學習的方法，幫助思諦學習簡單的軟體如Word、Excel、電子表格（Spread sheets）等等，我們非常感激她的專業精神及耐心。

大約在那同時，思諦的特教助理老師得知，所有安娜堡市的公立學校圖書館必須將舊的圖書索引卡系統更換成新的電腦系統，所以需要把舊的圖書索引卡資料輸入電腦系統中。於是她要求學校主管讓思諦負責打字及轉換資料輸入電腦的工作，他們也同意了。這些都不是容易的工作，但是思諦的助理老師及美玲非常努力，好讓他確實完滿達成工作要求。他能這樣有耐心並專心一意地進行這些單調沉悶的工作，真的讓我們覺得很驕傲。

❖

大約也在這同時，有一種幫助有自閉症者的新治療方式，稱為「輔助溝通」（Facilitated Communication），聲稱經過完備訓練後的成人，碰觸自閉症孩子的肩膀或是手肘，這些孩子就可以打出自己腦子裡的需求、事情或想說的話。許多人問我們是否用過這個方法。

先前要求思諦「照樣（拷貝）打字」時，他就已經知道如何用電腦鍵盤打出文章。假如他已經有能力運用詞句來表達自己的需要或是想法，那麼他根本不需要別人碰觸他的肩膀或手肘，所以我們從未讓他嘗試「輔助溝通」。當然，一些強力支持「輔助溝通」的朋友及同事聽了很失望。但這種訓練方式在多年之後，逐漸被自閉症領域的專業人士拋棄了。

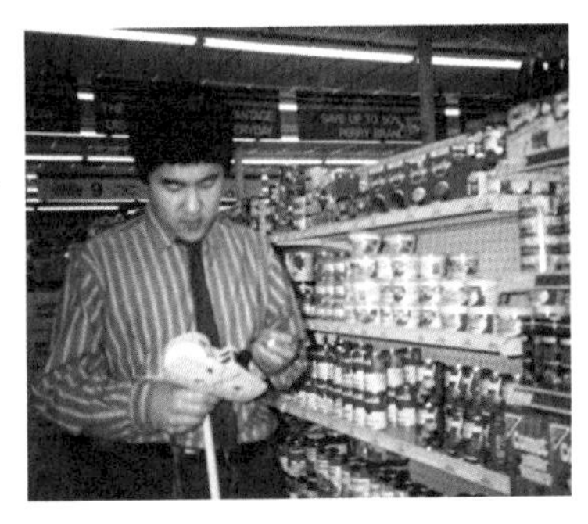

在藥妝店受訓

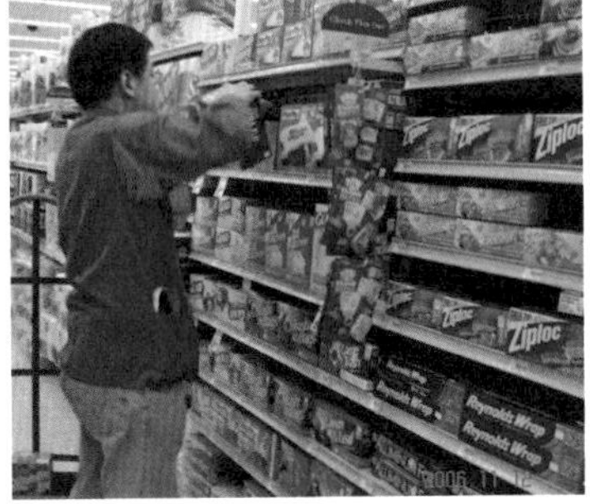

在藥妝店排列商品

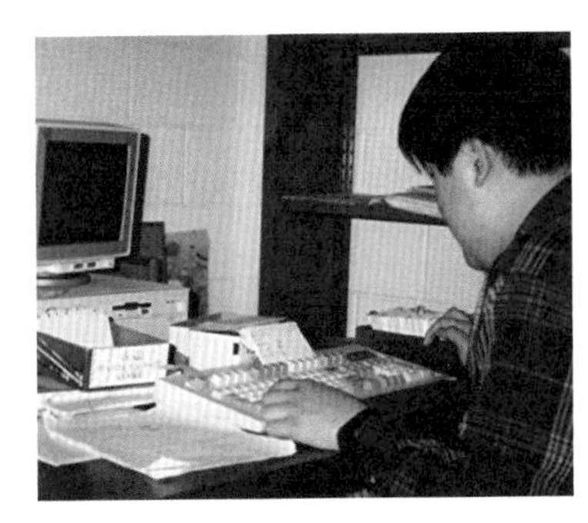

把資料輸入新的電腦系統

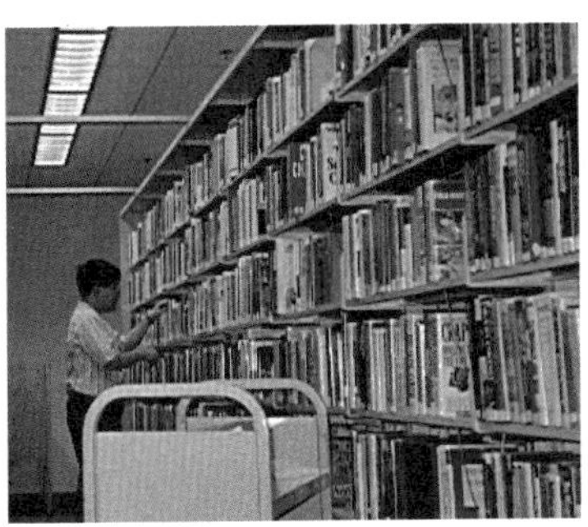

在圖書館上班

逸周的回憶

有一天我在大學圖書館裡搜集我的研究資料，發現有兩位大學工讀生推著手推車，把放在桌上的書或期刊收回車上，然後推到一個角落，把這些書及期刊整理過後再歸位到書架上。我想這可以是思諦能在圖書館工作的機會，便向美玲說起這件事，她也欣然同意。於是我們寄了封便箋給思諦的老師，提及讓思諦在學校圖書館進行工作訓練的想法。

我們知道，要思諦推手推車，並收回圖書、雜誌及期刊，這個工作對他來說毫不困難，但是我們不確定他能否養成很好的判斷能力，不會把別人還在閱讀及使用的書也收到推車裡。

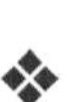

我們與學校的團隊開會，討論如何幫思諦到圖書館工作。他的老師建議先專注訓練他把書籍、雜誌及期刊等分門別類放到書架上，這樣的工作內容不需要知道閱

讀的人是否已看完書或雜誌，但他需要知道書籍、雜誌及期刊的索引，才能把書本正確歸位。

有些書的分類是用字母系統，有些則用數字系統，無論如何，我們決定在家裡及圖書館裡教他這兩種系統。結果，他很快就學會數字系統。但是對於字母系統的學習，則要先讓他學會字母順序，因此花了比較久的時間。

我們持續訓練他練習不同的系統，是因為工作的要求經常在變。鎮裡幾所學校圖書館以及一所市立圖書館的分館，都是他工作訓練的場所。他的助理老師一直在這些訓練場所陪伴他。

到了夏天，美玲陪他在我們家附近的市立分館當志工。思諦在那所分館已經當過多年的志工。另外，有好幾年他也樂於在教會辦公處所協助，幫他們摺疊並裝訂星期天的聚會程序單及公告。

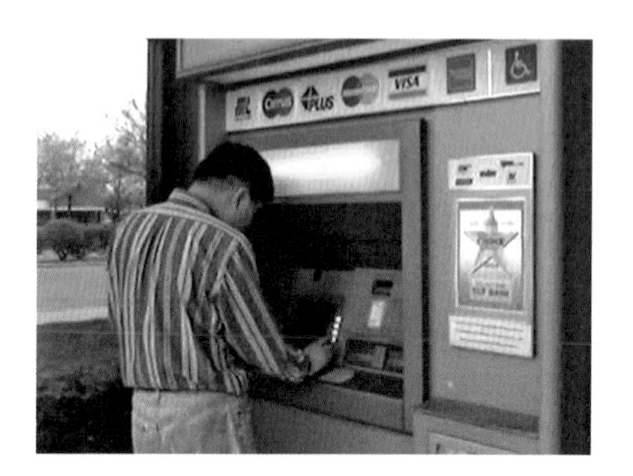

使用自動提款機

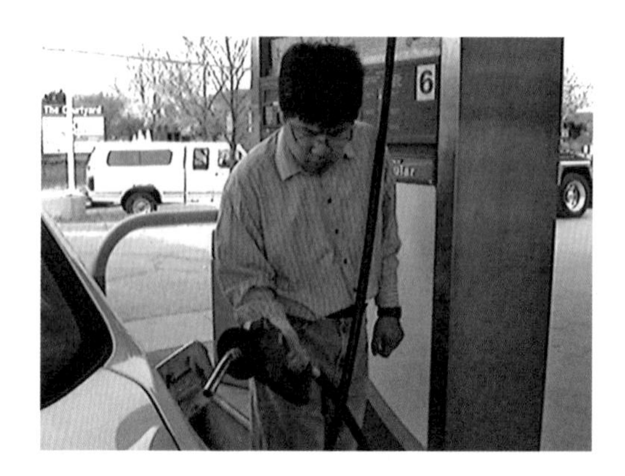

幫忙加油

思諦在高中畢業那一年，當地圖書館聘他為部分工時的圖書回收員，每週工作十五個小時。他的工作督導正好是以前在市圖分館訓練時的一位正式職員，他很肯定思諦的工作能力，大力推薦他在當地圖書館工作。

思諦變成他那個工作部門中最穩定的員工。他被指定的工作區域，總是井然有序，照顧得很好。他的許多同事是打工的大學生，常常不會待很久，很快就轉換到其他工作。如今，思諦成為他工作部門中少數的資深員工之一。

經過三年駐店工作的訓練後，思諦已經十九歲了。我們相信他已充分善用特殊教育所能提供的幫助，雖然密西根的特殊教育條例允許像思諦這樣的孩子在學校就讀到二十六歲，我們還是決定讓思諦離開學校系統，專心於他那兩個部分工時的工作。

思諦仍然需要同事及督導的幫忙，他們對他非常友善，並盡可能提供協助。持續好幾年，當地的就業輔導機構都會派輔導員前來思諦工作的地點訪察，確認協助思諦的員工可以在思諦出現狀況時立即伸出援手。美玲也花許多時間在思諦上班的地方陪著他。到目前為止，他的工作表現一直很好，也像其他員工一樣獲得加薪。

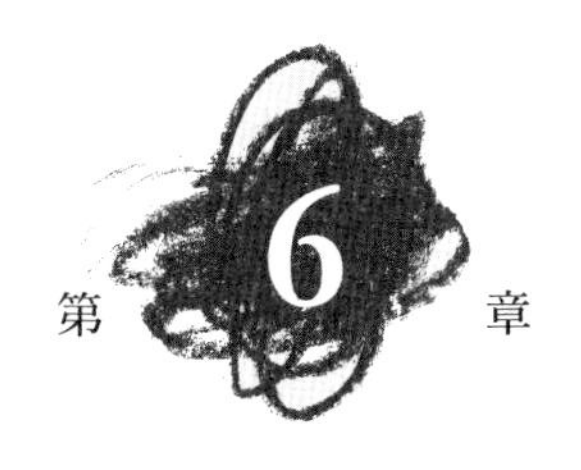

一個被誤解的無辜者

你們不要論斷人，免得你們被論斷。因為你們怎樣論斷人，也必怎樣被論斷。你們用什麼量器量給人，人也必會用什麼量器量給你們。

——《馬太福音》7：1-2

當你們被帶到會堂、統治者和有權柄的人面前，不要思慮怎麼分訴、說什麼話，因為在那時候聖靈會指教你們當說的話。

——《路加福音》12：11-12

思諦四歲大時，開始去上學前特殊學校。他第一天搭校車去上學時，我們十分緊張。我們知道他很喜歡和我們出門旅行，搭車時也表現得很好，只是不確定他搭校車時是不是也這樣。結果，他也很愛搭校車，沒有出問題。

持續許多年，搭校車一直都沒問題，直到他九歲那年。有一天美玲照常在下午二點半左右到屋外人行道旁等他的校車，他像往常一樣帶著笑臉走下校車，但校車司機卻一起下了車，而且看起來很生氣的樣子。

司機對思諦說：「告訴你媽媽，你在校車上做了什麼？」

看到校車司機生氣的表情以及所說的話，美玲一時被嚇住了。我們知道思諦根本不會回答司機任何話，因為他的語言表達能力還沒有發展出來。

於是校車司機告訴美玲，說思諦在車子裡跳上跳下，而且不斷揮手，想要引起她的注意。對他的搗亂行為她口頭制止無效，鬧得她無法專心開車，因此很懊惱。

這位年輕司機是一位打工的大學生，而且這是她剛接手的新工作，她以前沒有與特殊孩子互動的經驗，也沒有足夠的職前訓練。她不知道思諦有自閉症，所以不知道思諦揮手的行為是出於自閉的行為模式，而不是要引起她的注意。她也不知道思諦對別人說的話理解能力非常有限，而且他沒有任何語言表達的能力。

後來，我們發現，思諦平常都坐在校車靠窗的位子，他喜歡透過窗戶看外面。不知為什麼，那一天他坐在靠走道的位置，當校車開到我們家附近的街道時，或許他是準備要下車而且很興奮，因此做出所謂「要引人注意」的揮手動作，並且在車裡的走道跳上跳下，以致被這位剛到任又沒有經驗的校車司機誤認為是「搗蛋行為」。

我們相當不高興的是，學校當局竟然安排一位未訓練過如何與特殊學生相處的人來當駕駛，而且還沒有告知她有關特殊學生的資訊。於是我們與學校當局約了時間討論這個問題，學校向我們解釋，這個情形只是個案，並且承諾將來雇用特殊學生校車的駕駛員時，一定會給予充分的資訊及訓練。

❖

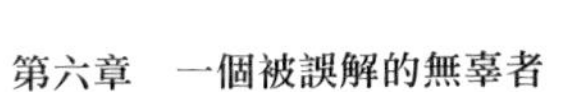

美玲的回憶

某一個夏天，我們決定送思諦去基督教會舉辦的夏令營。營地就在我們小鎮附近。一整星期在外面住而沒家人陪伴，我不確定他是否能適應，所以我志願當女生宿舍的輔導員，以備思諦有任何狀況發生時，我可以就近照顧。

他似乎適應得很好，也很享受露營的活動，雖然他仍然無法與其他營隊隊員溝通。有一天我注意到一位隊員穿了思諦的襯衫，但我不想大驚小怪，就隨它去了。其他輔導員大都是高中學生，我想他們比較不會注意到這種小細節。

另外一天，一位輔導員來找我，說思諦拿了他的錢包，因為他發現錢包雜在思諦的物品裡。我對於所聽到事情很不高興，因為思諦從來不在意屬於他自己的東西，而這位輔導員卻指控思諦拿了他的錢包。

當然，思諦無法為自己辯解，他沒有語言能力，無法告訴我們到底怎麼了。他甚至對金錢都沒有概念，真不知他拿別人的錢包要做什麼？我想我們永遠也找不出答案。

美玲的回憶

思諦開始在藥妝店進行現場工作訓練後不久，他的工作輔導員注意到當客人上前要請他幫忙時，他不是毫無反應，就是一聲不吭地走開。通常他沒有反應時，是因為他聽不懂顧客的問題，但又沒有語言能力讓顧客瞭解他的困難。有時候，他走開則是因為他知道顧客要的東西在哪裡，但他沒語言能力可以對顧客說：「跟我來，我告訴妳東西在哪裡。」他只認為顧客應該瞭解，而且會跟著他走。

有些比較包容的顧客會認為：「他一定是外國人，而且不懂英文。」可是，有些顧客就很不爽，向店經理抱怨這個無禮的職員。

❖

他的工作輔導員和我們討論這些問題，希望能找出解決的方法。一開始，我們

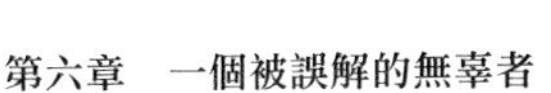

嘗試教他當有人走近他，對他說話或是問他問題時，只要告訴他們：「請詢問前面的櫃台。」就好了。

但很快我們就發現這個新策略不管用，因為思諦的聲音太低，而且他有嚴重的構音問題，顧客們通常不瞭解他在說些什麼。

接著我們決定做一張明信片大小的卡片給他，卡片上寫著：「抱歉，我無法幫你，請向前面櫃檯詢問。」我們訓練他當有人走近他並問他問題時，可以把卡片拿給他們看。這個方法似乎有一些效果，因為有一年暑假他的弟弟也在那間藥妝店打工，有次他走過去要和思諦說話，思諦就拿出卡片給他看，要他「請詢問前面櫃台」。

可是，運用這個卡片又有另一個問題。常常，還沒等顧客看清楚卡片上寫什麼，他就把卡片晃過然後收起來；這時，有些顧客會去找其他的員工尋求幫助，但是也有些顧客會向店經理抱怨。

美玲的回憶

有一個下午，一位老婦人來到店裡，要思諦幫她找一些東西。思諦沒有反應。我那天正好也在店裡，於是試著向她解釋思諦有溝通困難，她卻很不悅地說：「那他就不應該在這裡工作！」

思諦的工作夥伴已經能瞭解他的困難，一旦他們看到顧客對思諦說話，就會很快過去協助顧客。

❖

美玲的回憶

思諦在藥妝店工作時，還發生另一件枝節。有一天一位外來的業務員在冷藏櫃裡面卸完貨之後，告訴店經理說他看到思諦在冷藏櫃後面打開汽水瓶蓋。若是一般員工做出這種事，就會被辭退，但店經理並不追究這件事，只建議我們幫思諦買一瓶汽水讓他帶來上班。但是思諦除了在某些特殊場合之外，已經很多年不喝汽水，我不希望他又開始喝。另一方面，我們猜想，有沒有可能因為思諦已經訓練過要將架子上的過期飲料取出來，因此他當時其實是盯著瓶子看，而不是在喝？而且，冷藏櫃後面的燈光不是很亮，所以或許那位業務員搞錯了？

有時我也會看到冷藏櫃裡有空的汽水瓶，或許那是其他員工的私人物品。可是思諦沒有能力為自己辯護，也沒辦法讓我們知道到底發生什麼事。不管在家裡或在其他地方，他從來沒有做過這樣的行為，我實在很難相信他會偷喝汽水。不論如何，從那時開始，我常常叮嚀他：「不要打開冷藏櫃裡的瓶子。」從此再也沒有遇到類似的問題了。

那些年裡，在另一個工作地點也發生了一些事件。有一天，思諦的圖書館督導通知我們，說有位女性職員抱怨思諦「手太靠近她的胸部」。

每當我看到思諦掛在胸前的名牌翻到背面時，常會幫他翻成正面；會不會正好這位女同事的名牌翻到背面了，而思諦要幫忙把它翻成正面？我們不知道真正發生了什麼事，思諦也沒能力解釋、為自己辯解。

數年後，在退伍軍人節那天，我在圖書館看到類似事件發生。一位退伍軍人穿著制服坐在用餐區喝咖啡，他一位朋友靠近他，告訴他名牌反了，這位榮民就把他的名牌翻正。那讓我想到，是否數年前思諦也是類似的情形？我真希望他能告訴我們到底發生了什麼。

幾年後，在他工作的地方發生另一件較嚴重的事情。每當週三發薪那天，思諦都會去經理辦公室領取他的薪資支票。他持續這樣領支票無數次了。有一次週三過後幾天，我們收到他的督導寫來的一封抱怨信，說：「思諦尾隨一位女性職員到經理的辦公室，示意她坐下來，並開始爬到她的腿上。部門經理馬上制止他。思諦便離開辦公室，回去工作。」這是我們得到的訊息，但是思諦無法告訴我們真正發生的事。

我們只能像往常一樣去猜測；思諦總是走得太快，以致太接近其他走在他前面的人，有些人也許便會認為他是在跟蹤他們。到了經理的辦公室後，他無法告訴經理他要領取他的薪水支票；當他看到辦公室裡的椅子，他一定是說了「坐下」，但其實意思是指他自己要坐下，而不是叫別人坐下，尤其是他有點累的時候。其他的人可能便誤以為他叫他們坐下，這都是因為他的語言表達能力非常有限，也是他經常遭受誤解的原因。

❖

自從那件事以後，他的督導要求思諦上班的時候，一定要有一位成人全程陪著他，以防類似事件再發生。

有時思諦非常投入他的工作，因而忽略周遭發生的事，以致撞到別人；有些人能體諒，但有些人則會抱怨，或是向職員申訴。

在那個時候，工作輔導員的情況對思諦而言也不盡理想。他的工作輔導員常常更換，而且許多接手的輔導員沒有受到充分訓練，或是對類似思諦的人沒有太多瞭解，排給思諦的輔導時間每週也僅有幾個小時，因此美玲決定開始與思諦一起在圖書館工作，當他的義務工作輔導員。

❖

每個星期天我們的教會有兩堂聚會。早堂的聚會是比較傳統的禮拜，大家就著

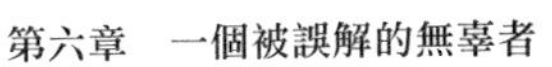

聖歌本唱當天選的聖歌；晚堂的聚會則是比較現代化的形式，會將一些聖歌歌詞投射在前面的螢幕上，這樣做禮拜的人可以比較容易拍手或舉起手來崇拜，而且還可以跟著螢幕上的歌詞唱讚美歌。

思諦二十一歲時，我們經常參加早堂聚會，但偶爾也會去晚堂聚會。有幾次參加晚堂聚會時，我們注意到思諦仍然使用聖歌本，即使那些歌詞已經投射在螢幕上。我們假設這是因為他的自閉症狀，所以喜歡沿用早堂聚會的方法。

幾個星期後，他進行例行的身體健康檢查，結果護士告訴我們思諦可能需要開始戴眼鏡，而且已經幫我們預約好眼科門診。對這件事我們其實很懷疑，因為思諦在家時似乎常常會注意到地板上的小東西並撿起來。他閱讀烹飪書籍時，也從來沒有出現任何視力的問題。雖然如此，在他去做眼科檢查前，我們還是想先測試一下他的視力。在車子停等交通號誌時，我們要求他讀出停在我們前面那輛車的車牌號碼。整體來說，他表現不錯，可以讀出前面車子的車牌號碼及英文字母。

但是他的視力檢查證實他有輕微的近視，因此就給他配了一副眼鏡。他戴著眼鏡參加隔週的週日聚會，到了開始唱聖歌的時候，我們注意到他微笑地注視著螢幕上的歌詞唱聖歌，不再拿著聖歌本唱了。在那一刻我們才知道，幾個月來他一直無法看到投射在螢幕上的歌詞，所以才持續使用聖歌本，這根本不是因為他的「自閉行為」。

美玲的回憶

有一天我和思諦在底特律機場，等著搭飛機去佛羅里達的奧蘭多（Orlando），這是一趟公務兼家庭假期旅遊；逸周在前一天已經先出發了。

在等待飛機時，我們坐著看報紙。我坐在離思諦幾個座位外的椅子上，有一些報紙放在思諦旁邊那個空位上。這時有一個人走過來，問思諦可否借看報紙，思諦沒有給他任何回應，那個人有點訝異這種狀況，於是走回到他的座位。然後我聽到他對他女兒說：「他不會說英文。」但突然那個人好像領悟到了什麼，就又對他女兒說：「既然他在看英文報紙，那他應該是懂英文的。」

❖

另外一次，我們從韓國旅遊回來時，看到一位年輕人坐在機場椅子上聽音樂，他戴著耳機，看得出來他很享受他那音量巨大的音樂，還跟著音樂打拍子，晃動頭和身體，無視於周遭的人們。那不就是思諦一直以來的狀況嗎？有時他是那麼地融入他自己的世界或音樂裡，所以他會跳來跳去或搖擺身體，但是我們往往告訴他這樣的行為不恰當。

美玲的回憶

同樣在那次韓國之旅，我們有一個獨特的經驗。逸周在一場研討會演講結束後，我們被邀請去參加一個特別的宴席。因為我們是會議的貴賓，被安排坐在長桌的中間。

晚餐後，大家坐著聊起當天研討會的一些事情，可是我們無法瞭解他們在說什麼，因為他們用韓語交談，而我們從沒學過韓語。那個經驗，讓我們更瞭解思諦每天面對這個世界的生活有何感受。

雖然大部分時間他無法也不能瞭解人們在說什麼，然而他一直很有禮貌地坐著聆聽。我們真的很欽佩他的耐心，而且從他身上學到很多做人處世的態度。

美玲的回憶

另一次旅行是去台灣，同樣也在逸周演講後被邀請去參加宴席，也是坐在中間的貴賓席。這種安排常常讓我們很緊張，因為不知道思諦會有什麼反應。這一次是一個醫學會議，所以大部分參加的人都是醫師，有一些醫師過來和我們打招呼，我們便站起來回應，沒想到思諦也站起來，並且還和他們握手。

我聽到一位醫師向思諦說：「哈囉醫師好，很高興跟你見面。」看到思諦沒有任何不恰當的反應，我們都鬆了一口氣。

多年的握手練習，沒想到終於派上用場了。

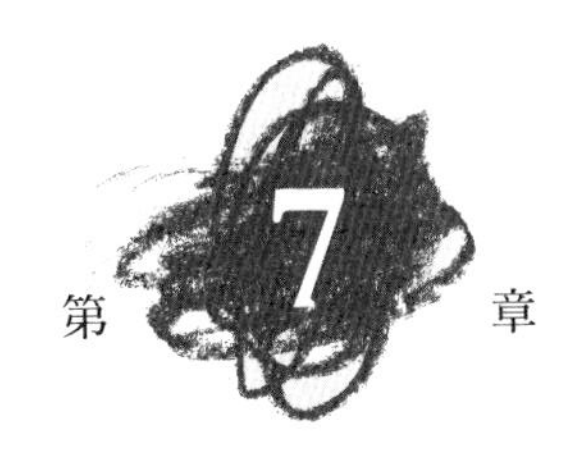

第7章

失而復得的兒子

耶穌就用比喻說：你們中間誰有一百隻羊，失去了一隻，不把這九十九隻撇在曠野裡，去找那失去的羊直到找著呢。找著了就歡歡喜喜的扛在肩上回到家裡。就請朋友鄰居來，對他們說，我失去的羊已經找著了，你們和我一同歡喜吧……

或是一個婦人有十塊錢，若失落一塊錢，豈不點上燈，打掃屋子，細細的找，直到找著麼。當找著了，就請朋友鄰居來，對他們說，我失落的那一塊錢已經找著了，你們和我一同歡喜吧。

——《路加福音》15：3-6,8-9

思諦在一歲之後學習走路時，總是充滿活力與好奇，喜歡去探索他周遭的世界，甚至自己跑去鄰居家，看看他們的房間。

帶他去商店或購物中心時，我們只能帶他去有提供購物手推車的地方。如果不把放他在推車中，根本就無法完成購物，因為我們必須花很多時間到處追他。當他年紀大到放不進購物手推車時，就必須在去商店購物前做好計畫。我們其中之一必須全程陪他到處走動，或是找個咖啡座休息一會兒，而另一個人就要趕快去採買齊全，否則陪思諦的人會筋疲力竭，而且氣餒不堪。

他還是個小小孩時，我們會帶他去住家附近或市立公園遊樂場玩耍，他通常對遊樂設施不感興趣，總是跑來跑去或到處晃晃。我們常常在他要開始亂晃離開遊樂場時，就叫他回來。有一天，我們想試試看他到底會走開多遠，結果發現如果沒有制止他，他可能會走到幾哩外，完全不會顧慮到他自己的安全以及身在何處。

❖

美玲的回憶

思諦兩歲那年的夏天，我帶他到我們公寓外面走走。公寓社區的游泳池只在兩戶人家之外的地方。我們站在泳池邊的矮牆外面和公寓管理員說話，一轉眼，我發現思諦不見了。我在附近到處找不到他，心裡好害怕，不知他會跑去哪裡？

公寓管理員建議我去隔壁一棟公寓旁邊的遊樂場看看。搬來一年多了，我從未注意到有這個地方。於是我盡快地跑過街道，在不遠處便看到公寓大樓後面有一個小遊樂場，裡面有些兒童遊樂設施。在那裡，思諦正坐在一個兒童遊樂設施上面。在那之前我從未注意到有這麼一個地方，他是如何找到這裡的？找到他之後，我鬆了一口氣，也發現他自己玩得很高興。

❖

逸周的回憶

在等待愛荷華市學校管理部門完成對思諦評估的兩個月期間，思諦開始到我工作單位辦理的愛荷華自閉症門診方案接受早期治療。中午時間，我會讓他待在我的辦公室大約一個小時，我們一起吃午餐，然後試著讓他在下午訓練課程前小睡一下。

有一次在午餐的時候，我的同事來找我討論一個緊急案例。我囑咐思諦待在我的辦公室並吃完午餐，然後就到兩個房間以外的同事辦公室裡和他討論那個緊急案例。大約五分鐘後我回到我的辦公室，卻發現思諦不見了。起先，我想他只是走出去看看其他人的辦公室，便開始查看每間辦公室，並呼喚他的名字，然而整個走道上的辦公室都沒有他的蹤影。我開始有些緊張了，因為如果他遊蕩到大樓的另一層，那裡有一扇門會通往外面交通流量很大的馬路上。然後突然一個念頭閃過：他會不會在廁所裡？那是唯一我沒檢查過的地方，因為我從來沒教過他如何使用那間大人用的廁所。我於是趕快過去查看，他果然就在那裡，正坐在馬桶上解大便。在那一剎那，我眼裡充滿了淚水。我好高興找到他了，但是我更高興與驕傲的是，他可以自己照顧自己的需求了。

思諦在看到我走進廁所的那一刻，給了我一個好大的微笑，一個天使般無邪的笑容。

❖

思諦十三歲時，我們帶著他和思恩第一次回到台灣。我們不知道思諦是否能適應長達十六個小時的飛行，所以決定先飛到夏威夷，然後再轉機回台灣，這樣可以讓飛行時間稍微縮短些，而我們也可以在夏威夷享受幾天家庭假期。整個旅程中，思諦在飛機上表現很好，而且一路上都在睡覺。

我們在大約凌晨一點到達夏威夷檀香山，在旅館整頓好就開始睡覺。醒來時，已經是早上九點鐘了。從露臺望出去，可以看到藍天及海洋，而且白色沙灘就在旅館台階下。到海灘去！到海灘去！每個人心裡都這樣想。於是我們很快換好泳衣，抓了一些海灘用的毛巾，就準備下樓去海灘了。

我們全都進入通往一樓大廳的電梯，電梯裡只有我們一家人。一到達一樓，大家馬上迫不及待地衝出電梯，等到我們發現思諦還在電梯裡時，電梯門已經關上而且又上樓去了。那個電梯並沒有顯示會到達哪一層樓，所以我們也不知道它到底會停在哪裡。

突然，電梯停住了。在那一瞬間，我們都感覺到災難可能即將降臨。

在美國，我們通常不太擔心思諦會在購物中心走丟，因為我們居住的社區沒有太多東方人；在白人族群比較多的地方，也不難辨識出一個看來好像迷路的東方人。但是檀香山有許多東方人，對旅館的工作人員來說，比較難瞭解要找的究竟是怎樣的人。

❖

逸周的回憶

我們很快決定美玲和思恩到旅館的每一層樓去尋找思諦，我則在一樓等待，並試著找旅館保全人員來幫忙。美玲和思恩搭上第一部電梯，開始逐層尋找。回想起來，真希望當時已經有手機了，因為那時我沒有辦法和他們彼此聯絡，無法得知尋找的進展如何。那僅僅幾分鐘的時間彷彿度日如年。我看到一位旅館安全人員出現在走道的轉角，便設法引起他的注意，於是他走過來想瞭解發生了什麼事。我正在告訴他剛剛發生的事時，第二部電梯正好下到了一樓，電梯門一打開，我便看到思諦在裡面，趕緊跑過去帶他出來。幾分鐘以後，美玲及思恩也回到了一樓，一看到已經找到思諦了，都相當激動。

我們很感恩只失去他幾分鐘。很明顯地，他一定是搭著第一部電梯從某一層樓出來，然後進入剛好要下到一樓的第二部電梯。

我們看得出來，他自己也因為與我們分開而受到驚嚇。他平常總是笑笑的，但那個早上有好幾個小時，他一點笑容也沒有。在剩下的旅程中，不管走到哪裡，他總是黏著我們其中一人。這種黏人的行為持續了好多年。

現在，一起出去買東西時，他喜歡自己走，而且走在我們前面，但是他會每隔幾分鐘就停下來，往後看看，確定我們仍在他附近，沒有丟失我們。

自從檀香山那次意外事件後，我們一直遵守一條家規：全家要走出電梯時，思諦不可以是最後一個離開。

每次住進一家旅館時，我們會告訴思諦我們住哪一樓、哪一個房間，以防萬一他又走失時，他能知道去哪裡找我們。

思諦二十五歲時，我們全家第一次搭郵輪去加勒比海群島。思諦已經看了很多遍電視裡的旅遊廣告，說了好多遍他想要搭郵輪，所以我們告訴他要開始存錢。

有一天，我們經過購物中心裡的一間旅行社，門口有一張海報寫著「加勒比海郵輪旅行」，那是艘新船，船上禁菸，而且只要二十五美元的訂金！於是我們告訴思諦，我們即將可以搭郵輪旅行，他好高興，我們也很期待這次的旅行。

在郵輪上，思諦喜歡久久望著海洋。他也喜歡在游泳池裡待很久，也很喜歡每晚的表演。對思諦來說，最棒的部分是船上的美食，特別是自助餐，他可以盡情選擇他喜歡的食物。之後我們發現，我們開始有吃得過多的問題。

美玲的回憶

有天在飽餐一頓後，我們在船上到處散步，突然思諦不見了。這艘船那麼大，甲板上又那麼多人，他會去哪裡呢？我第一個直覺，是回到我們的房間去看看他是不是比我們早回去。但是他不在房間裡。然後我們到各樓層，看看他是不是到處去探索，最後我們在船的最頂層找到他，他正在「慢跑」。

之前我們曾在早晨走到船的最頂層，並慢跑了一會兒。所以看到他在慢跑，我們便問他：「吃太多要減重？」他只是大笑。我們告訴他說，下次他要去哪裡必須先告訴我們。他可能不瞭解我們在說什麼，我們只是說給自己心安的。從那以後，每次如果在郵輪上又吃太多需要去走走或做些運動，我們會跟緊他，以免他又走丟了。

另一個我們學到的教訓，是不要在十月份搭郵輪去加勒比海群島，因為天氣會破壞旅遊行程。

我們本來是要去東加勒比海島嶼，但因為颶風侵襲，郵輪轉往西加勒比海島嶼。

許多乘客很不高興，因為他們已經去過西加勒比海島嶼。對我們來說則不是問題，因為我們兩個地方都沒去過。即使計畫改變了，思諦的心情似乎沒有受影響，他仍然很享受郵輪上的種種，而且非常希望有更多次郵輪之旅。

思諦十七歲時，開始接受駐店工作訓練。他開始學習從工作地點搭計程車回家。我們將思諦的工作時間及工作地點提供給本地的汽車公司。這家公司負責安排計程車接送老人家或是身心障礙者，他們必須準時派計程車去思諦工作的地方接他，然後送他到正確的地址下車。第一週搭計程車，沒有出任何問題，思諦通常下午三點半左右就會回到家。

可是在第二週，發生了一些狀況。

美玲的回憶

我一直在等思諦回家，但都已經四點了，計程車還沒有出現。我開始擔心起來，打了電話去派車公司，他們的職員告訴我，計程車大約一個鐘頭前就已經把思諦載走了。於是我打電話去藥妝店，那是思諦接受工作訓練的地方，店經理告訴我思諦和他的工作輔導員一小時前就已經離開。我開始更擔心了，到底他會去哪裡？

在安娜堡這樣的一個小市鎮，半小時內就可以到達任何一個地方，而現在已經超過一個小時了。我決定打電話給逸周，要他盡快回家，因為必須有人待在家裡，以防萬一思諦回來了卻沒有人在家接他；然後我就可以出去找思諦。

逸周的回憶

美玲大約下午四點鐘左右打電話給我，希望我盡快回家。電話那頭，她邊哭邊告訴我思諦還沒回到家。她說她要出去找他，但必須有人守在家裡，以防思諦自己回到家來。大約十五分鐘後，我回到家，美玲已準備好開車去藥妝店，看看思諦是否仍在那裡等他的計程車。

美玲的回憶

一等逸周回到家，我馬上開車前往小鎮西邊的藥妝店。半途上，對面車道有一輛計程車駛過，匆匆一瞥，我看到思諦和另一位乘客坐在裡面。他們一定是剛剛才被載上車的，我很快回頭尾隨那輛計程車。當我看到那計程車是往我們家附近的方向開去，便決定先回家等思諦。可是在家裡又等了十五分鐘，還是沒看到思諦的蹤影，那時我真希望我有一直尾隨計程車直到他抵達家門口。不過，沒多久計程車終於到了，思諦下了車，一副很高興回到家的模樣。

我問計程車司機是怎麼回事，他告訴我說他這輛是「共乘」的計程車，必須先送其他乘客到他們的目的地，而且他對我們家附近不是很熟悉，所以花比較多時間找路。我很感恩總算思諦平安回到家了。

之後我們與汽車公司連繫，發現當天派車去接思諦的人，給了計程車司機其他工作站地址。在我們鎮上同一家藥妝店有三間分店，思諦是在第二間工作。當司機抵達他手中的地址時沒看到思諦，以為乘客放棄搭乘，就空車離開了。

在平常，工作輔導員會陪思諦在商店外等，直到他搭上車。但是那天下午工作輔導員必須去參加一個課程，提前離開了，於是思諦自己一個人在商店外等候計程車。過不久，另一位計程車司機被派到思諦工作的那家藥妝店隔壁的寵物店載送另一位乘客，這位司機可能認得思諦，他看到思諦在藥妝店外等車，於是叫思諦上車並載他回家；也可能思諦看到這輛車時，以為是來載他的，就上了車。我們永遠也不會知道真相，但我們非常感激他總算安全回到家了。

我們也發現，當天和思諦一起搭車的乘客是我們的朋友，她有高功能自閉症。她告訴我們，在那趟車程當中，有一陣子思諦顯得很難過而且想下車。那一定是思諦看到我的車子在對向車道與他們錯車而過的時候。由於司機要先送這位朋友回家，因此延遲了一些時間才把思諦送過來。

從思諦開始搭乘計程車以來，這是僅有的一次意外事件。我們曾經聽別人提過，如果遲遲不見計程車前來接送思諦，思諦的同事會通知汽車公司，提醒他們派車來接。即便到現在，我們還聽到一些計程司機稱讚思諦是很棒的乘客，一些新進司機甚至還說思諦很聰明，因為他會指引他們正確回到我們家的方向。

美玲的回憶

思諦大約二十二歲時的某天早上，就像平常一樣，我開車載逸周及思諦去上班。逸周是第一個下車。然後我在醫學院圖書館前人行道短暫停留，讓思諦下車去郵筒寄一些郵件。之前我們已這樣做過好幾次。所以，當時我以為我聽到車門關上的聲音之後，便發動車子朝鎮裡的鬧區開去，前往思諦工作的地點。

開車離開時，我腦子裡一定是在想著某些事情。開了幾分鐘，過了幾個交通擁擠的紅綠燈路口後，突然間，我看後照鏡，發現思諦沒在車子裡！我的心開始蹦蹦亂跳，馬上掉頭開回醫學院圖書館。我並未如願地看到思諦站在那裡等著，只看到一些工人在整理人行道的樹木。我問他們有沒有看到一位像思諦那模樣的年輕人走過，他們告訴我看到思諦往鬧區的方向走去。

那一年，思諦的弟弟思恩就住在鬧區附近的公寓宿舍，那裡離思諦工作的圖書館只隔幾條街而已。於是我很快掉頭開往思恩的宿舍；我之前曾答應思恩那天要帶他去辦一些事，所以如果思恩可以一起幫忙找思諦，找到的機會會大一些。在那同時，我一直祈禱思諦不要被車子撞到。許多年來，我們和他的老師試著教他瞭解交通規則，但是他仍然學不會先注意交通號誌及來往車輛，直接就穿越街道。而接近醫學中心及鬧區那裡，有許多交叉路口及紅綠燈。

我開車沿著街道尋找思諦的蹤影，最後終於發現他了。他正朝著他工作的圖書館走去。我既高興又充滿感謝，趕快把他帶回車上，然後直接送他去他工作的地方。到今天，我仍然不明白他是怎麼穿過那麼多交通繁忙的街道而沒發生危險。許多年以後，一位婦人就因穿越鬧區的交叉街道而被公車撞死。

某個夏天，有位很要好的韓國朋友來拜訪我們，他和他太太在我們家過夜，第二天早晨，我們載他們去拜訪他們住在城另一邊的朋友。當我們開車穿越市區時，思諦開始指揮我們「轉右」、「轉左」，因為他很熟悉市區。我們的朋友說思諦就像導航系統，可以引導我們前往我們要去的地方。

非常明顯的是，思諦似乎知道如何在安娜堡市區內穿梭。由於語言能力有限，他從未告訴我們這些事。但顯然在我們開車經過安娜堡市的大街小巷時，他一直留意著所有的街道及商店。我們發現，偶爾走路經過一些街道時，他會在商店櫥窗前站一會兒，然後再很快地趕上我們。他或許也喜歡瀏覽櫥窗裡的東西。

在經過這個「走失與尋回」事件後，我們判斷，一旦我們搬遷到另一個城市，他一定會完全「迷失」的。

我們會盡可能長久住在安娜堡。這裡是思諦的家，思諦的城鎮。

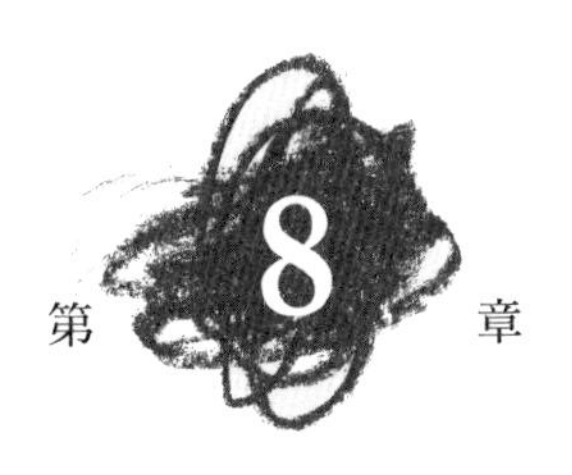

行走在孤寂的幽谷

你們若只愛那愛你們的人，有什麼可酬謝的呢。就是罪人也愛那愛他們的人。你們若善待那些善待你們的人，有什麼可酬謝的呢，就是罪人也是這樣行的。你們若借給人，指望從他收回，有什麼可酬謝的呢，就是罪人也借給罪人，要如數收回…… 你們要慈悲，就像你們的天父慈悲一樣。

——《路加福音》6：32-34,36

因為我餓了你們不給我吃，我渴了你們不給我喝，我做旅客時你們不留我，我赤身露體時你們不給我衣穿，我生病且在監獄時你們不來看顧我。他們回答說：主啊，我們什麼時候見你餓了或渴了，或做旅客，或赤身露體，或病了，或在監裡，不侍候你呢。主要回答說，我實在告訴你們，這些事你們既不做在我這最小的弟兄身上，就是不做在我身上了。

——《馬太福音》25：42-45

由於思諦僅有極低的語言能力，所以很難知道他哪裡疼痛、有什麼情緒感受或是困擾。當他出現狀況時，我們必須多方揣測，才能弄清楚他不舒服的原因。

思諦大約九歲時，我們帶他的弟弟去紐約參加一個會議，並拜訪一些朋友。這是第一次我們把思諦留在家裡由別人照顧他。這些照顧者曾經照顧過思諦，思諦應該對他們很熟悉。

我們回家後，他們告訴我們，思諦都很好，沒有什麼問題。

有些時候，我們也曾因為要參加晚上的會議或晚餐聚會，讓保母來照顧他。曾有一次，我們準備出門時，突然看到思諦拿起鞋子穿上；他一定是想要和我們一起出門，但他無法用言語表達。把他留在家裡，我們其實感到很難過，但是有許多場合就是不能帶著他，因為他還沒有被訓練好面對那些場合。

我們曾想到，也許他也想和同年齡的小孩一起玩，但由於他不知道如何和他們玩，以致沒機會發展出他的友伴關係或開拓視野。在整個校園生活中，他幾乎都一直與一小群需要特殊服務的孩子處在特教方案裡。這樣的特教方案當然無法幫他發展出「正常的社交能力」，也無法被所謂「正常的學生」所接納。

但在思諦參加堪薩斯自閉症方案的那兩年，就不一樣了。那裡有一位全心投入、充滿關懷且富有同情心的老師琳達，她幫助思諦與就讀一般正規班級的一個女孩交朋友。只要有機會，這個女孩就會去找思諦，和他一起玩。

有時候思諦被派到校長辦公室拿一些教材，途經那個女孩的教室時，常常會駐足在她的教室前，看看她是否在那裡。很快地，教師們開始說思諦「迷戀」上這個女孩。或許他只是需要一位朋友而已。那是思諦一生唯一的一個「正常朋友」。因為他大部分的學校生活，一直被安置在特殊教育班級裡，沒有機會與其他一般正規班學生交朋友。甚至在高中的最後那幾年，他被安排在融合班級，卻沒有任何正規班級同學邀請過他參加任何生日派對、運動聚會或其他社交活動。

許多年來，我們的教育系統把有特殊需求的學生和一般「正常」學生隔開；今

天，改革後的教育系統，已經允許有特殊需求的學生們參加一般課程，可是大部分正常班級的教師並未受過任何特教相關訓練，因此「建立友誼關係」在融合班級中並沒有受到多少重視。

高中的最後四年裡，思諦參加了融合教育方案。早上的時間，他參加四個不同的課程，包括電腦課、繪畫課、烹飪課、體育課，以及一個小時的閱讀及自習。每天下午，他則到不同的地方接受駐店工作訓練。

在電腦課程中，老師教他如何打字以及使用一些簡單的電腦軟體；在體育課中，老師讓他與另一位同學配對，一起做運動；在藝術課程裡，思諦學習許多美術創作，例如繪畫、黏土、木工等等。當然，他最喜歡的是烹飪及廚房的課程，他學會許多新食譜以及一些廚房工作，也學會與班上的同學合作。即使到今天，我們依然會在街上或店裡碰到有人打招呼：「嗨！思諦！」原來那些都是思諦在高中融合班的同學。每次碰到這樣的情景，我們心裡都充滿感謝。

在高中四年的方案中，思諦的助理老師會和他一起去上每一堂課，依照他的程度設計另外一個較簡單的課程。思諦對指派給他的課程非常勤奮用功，因此他的成績一直都是A。因為他很努力，高中時拿到好多獎，最後並取得了結業證書。

高中畢業後幾個月，我們收到一個包裹，那是給思諦的傑出學業成就證書（Outstanding Academic Achievement Certificate），以「美國總統教育榮譽專案」（President's Education Awards Program）主席的名義寄來的，上面還有柯林頓（Clinton）總統的簽名。我們既感驚訝也為思諦高興。後來我們才知道，是思諦的高中推薦他爭取這個獎項，而且這個獎項只頒給高中四年期間成績全都是A的學生。

我們對他的成就感到無比驕傲，也感激高中四年裡所有給他正向鼓勵的老師們。

思諦仍在就讀高中時，我們教會來了一位新任的副牧師。他是一位很熱情且心懷悲憫的年輕牧師。他被分派到照顧教會裡的年輕人。在他的鼓勵及支持下，我們決定讓思諦參加一些那個年輕人團體的活動或聚會。

思諦的弟弟思恩也正好是這個團體的成員之一。思諦很喜歡參加這些聚會。在前往參加這些聚會之前，我們可以看得出來他有多麼的興奮。但我們也很難過，因為在某些活動中，這些教會裡的年輕人並沒有將有特殊需求的人視為團體的一份子而多加理會。後來我們得知有一個由教會機構舉辦、針對有特殊需要的人而設的「友誼團契」（Friendship Ministry），便決定要求我們的教會也仿效成立同樣的團體。

起先，有一些社區裡的家庭帶著他們家中的年輕人加入這個團體。不久，附近一個庇護家園（Group Home）也讓他們的成員前來參加。友誼團契的活動包括歌唱、分享及趣味活動，有時候也會邀請教會裡的青年團契加入，希望一般青少年能多認識一些這群有特殊需求的團員。雖然思諦沒有在這些聚會裡結交任何朋友，但是他真的非常喜愛這個團體及它的各種活動。

這個團體每一年會選定某個週日聚會，在當天負責聚會的服務工作，提供音樂、閱讀經文以及收集奉獻。有幾次在這種服務工作中，思諦被安排邊彈奏自鳴箏（autoharp）邊唱聖歌。許多人對於思諦會唱歌感到驚訝，因為他們從來沒聽過思諦講話，也因此他們被他的歌唱打動。

到今天，思諦仍然很喜歡參加例行的禮拜聚會。他真的很喜愛音樂、歌唱、禱告、奉獻以及與會友們握手。有時候他會握同一個人的手不止一次。他也不會介意別人用異樣的眼光看他。有時我們在想，或許他可以在沃爾瑪超市（Wal-Mart）擔任迎賓的工作，專門負責在門口與人們握手。

在思諦大部分的生命裡，他一直在家受到家人保護。當他有一些「社交生活」時，則大部分是與同樣有特殊需要的孩子們聚在一起。他們會去參加生日聚會，以及由家長們安排的各種室內外活動。

思諦很喜歡打保齡球。和別人一起打球時，他很難瞭解輪流打球的觀念；他不知道什麼時候該輪到他，其他人就常常需要提醒他。他沒有語言溝通的能力，或許這就是他一直無法融入團體的原因。

持續好幾年，我們都在星期三上午他不用上班的時段，帶他去打保齡球。雖然他打球的姿勢有點笨拙，可是他的成績都在七十到一百三十五之間遊走。他一點也不在意得了幾分，他只是喜歡這個遊戲，而且可以藉此出外走動，享受歡樂時光。

大約在二十年前，有一個音樂團體叫「共同音韻」（Common Chords），由一些有特殊需要的學生及家長所組成。在開學期間，他們定期每週一晚上在一間地區學校的教室練習用手鐘（hand chimes）演奏音樂。一年裡有幾次，這個團體會被邀請到某些場合表演。看到思諦這麼享受演奏音樂，真是一件美好的事。

思諦很高興自己也是那個團體的一份子。他不缺席任何一次練習，而且在練習音樂時的表現也很一致。或許因為他與人溝通拙於言辭，所以在團體練習時，仍然獨來獨往，連團體中其他的特殊孩子也沒有興趣與他說話。雖然如此，他還是繼續樂於參加這些練習課程。他並不在乎自己一個朋友也沒有。

在游泳方面也是一樣。去游泳池游泳時，他就自己一直來回地游，直到累了，或是回家的時間到了。他很喜歡這項運動，游完之後總是滿心歡喜；一點也不在乎沒有朋友。

所以即使他總是忙於很多活動，身邊卻從來沒有任何朋友。還好，他從未因為沒有朋友而悶悶不樂，也從不抱怨沒有人邀請他參加任何活動。我們知道他很喜歡參與或旁觀各種場合。他總是因為能夠與其他人在一起而感到滿足、快樂。

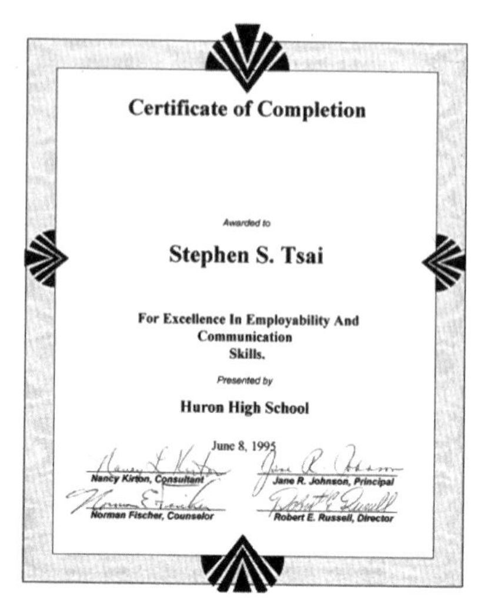

Certificate of Completion

Awarded to

Stephen S. Tsai

For Excellence In Employability And
Communication
Skills.

Presented by

Huron High School

June 8, 1995

Nancy Kirton, Consultant
Jane R. Johnson, Principal
Norman Fischer, Counselor
Robert E. Russell, Director

高中結業證書

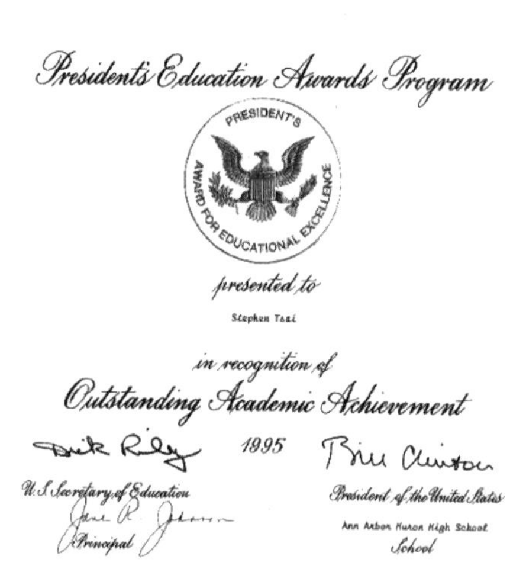

President's Education Awards Program

PRESIDENT'S AWARD FOR EDUCATIONAL EXCELLENCE

presented to

Stephen Tsai

in recognition of

Outstanding Academic Achievement

1995

U.S. Secretary of Education
President of the United States
Principal
Ann Arbor Huron High School
School

總統傑出學業成就證書

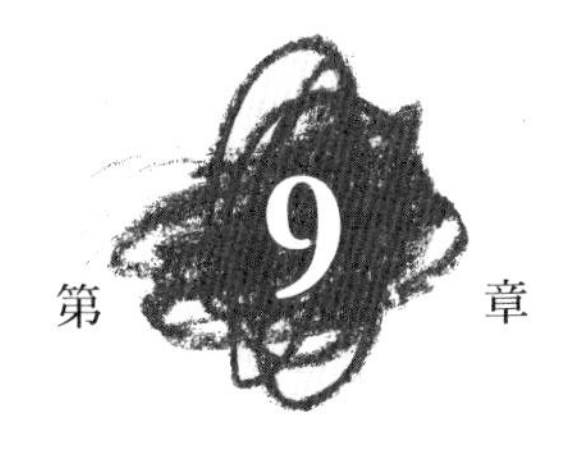

第 9 章

浮沉於生命之海

他被罵不還口，受害不說威嚇的話。只將自己交託給那按公義審判人的主。

——《彼得前書》2：23

為什麼看見你弟兄眼中有刺，卻不想自己眼中有樑木呢。

——《路加福音》6：41

你們做主人的對待僕人也要一樣。不要威嚇他們，因為知道他們和你們同樣有一位主在天上，祂並不偏待人。

——《以弗所書》6：9

思諦從來都沒有「正常」或「一般」的朋友。他常常和弟弟或父母一起去購物中心、公園、一些運動競賽或其他公共娛樂場所。他一輩子都生活在良好的保護之下。然而，在學校或工作場所時，他必須自己面對並解決某些事情，幸好不管在學校或工作的地方，他總是遇到許多很好的人。從以前到現在，只發生極少數讓我們感到懊惱及生氣的意外事件。

思諦八歲大時，有一天我們收到他的老師給我們的一份通知，告訴我們他一週內已有二次在一般學生面前脫下褲子；一次是在走廊，另一次是在學校的遊樂場。他的老師不知道在走廊那次是什麼原因，但她卻相當確定，在遊樂場那次是因為有些設施引發他的不恰當行為。

我們對她的說法相當懷疑。就在收到通知的那個週六，我們帶著思諦回到學校的遊樂場，讓他自在地跑、玩他喜歡的任何設施。我們在那裡待了約一個小時，他從未脫下他的褲子。

我們去找思諦學校的一位助理教師，她正好是我們教會裡的朋友。我們告訴她在學校發生的這個意外事件，她同意幫我們挖掘更多的訊息。幾天後她告訴我們，這二次事件都因為有幾位「一般學生」在旁邊沒有大人時，叫思諦脫下褲子。這是思諦有生以來唯一一次的「脫褲子」事件。

思諦在高中時曾被安排進入普通班級，像其他的同學一樣，他在儲櫃區有一個可上鎖的櫃子，他必須將書本放在他的櫃子裡，上體育課時則把一些個人用品也放進櫃中。通常他的助理老師會陪他去儲櫃區。有一天，他的助理老師必須先處理其他事情，便要思諦自己去儲櫃區，然後她會在那裡與他會合。當她到達那裡的時候，看到三個普通班的學生圍著思諦，想要從他的錢包拿錢出來。

那天下午我們收到這個通知的時候，對那些學生的卑鄙行為很生氣。我們也很感到悲哀，這些學生竟然只為了幾塊錢，去占認知能力不良的同學便宜。

還好，我們看不出思諦受到這件事困擾的跡象。他仍然是個淡然、冷靜、快樂而滿足的人。

在思諦高中融合教育的四年裡，我們常常會在購物中心看到一些高中女生，臉上帶著幸災樂禍的笑容看著思諦，互相竊竊私語，有一些甚至於在思諦經過時對著他背後指指點點。

這些女孩可能不知道我們是他的父母，因為我們走在他後面相隔一點距離。這是思諦和我們去逛購物中心的方式，他喜歡自己走，但每隔幾分鐘他會回頭看看，確定我們就在他後面不遠。

或許這些女生在學校裡認識思諦，也或許她們是他融合班的同班同學。我們多麼希望她們能用友善的微笑迎向他並且和他打招呼，而不是互相竊竊私語、一臉幸災樂禍，好像看到了一個怪物似地。

思諦十七歲時，他的老師鼓勵他參加特殊奧林匹克夏令營，在那裡有許多學生參加各種不同的運動競賽。思諦天生就不是個運動員，雖然他知道如何跑、游泳及投籃，但是他不知道規則，也不知道人家期待他做些什麼。不過我們想，讓他參加這些競賽運動，也許對他是一個好的經驗。

在競賽前，我們帶他接受一些訓練課程。上課的兩位男教練看來很有熱誠，與男孩們在學校運動場進行訓練。思諦學習以適合他自己的步伐跑步，有時還比別人跑得快些。

到了活動開始的日期，我們送他前往特殊奧林匹克營。活動期間所有參加者都要住在舉辦的大學校舍裡，各自參加他們所指定的各類運動項目比賽。

在總錦標賽的前一天，我們全家去探訪思諦。我們帶他外出用餐，還到我們住的旅館去。帶他回學校宿舍時，他克制不住地哭了起來。許多年來，他一直很少哭泣，我們也從未看過他哭成那個樣子。我們不瞭解為什麼，而他也因為語言有限而無法告訴我們是什麼在困擾他。但是我們可以看得出來他就是不想回宿舍去，或許在宿舍發生了某些事情。不幸的是，我們堅持他再待一天，等到競賽結束。

第二天，當所有的競賽結束了，我們便帶他回家。在當時，送青少年獨自到一個陌生的地方過夜時，人們從來沒想過會發生什麼不好的事情。然而，就我們現在所聽聞、知曉的種種相關醜惡事情，我們往後絕對不會再這樣做了。我們不知道那幾天他在宿舍裡發生了什麼事，永遠也不會知道。思諦不能保護自己，也沒法告訴我們任何事。不過，我們也從未再看到他哭成那個樣子。

❖

思諦在工作場合曾碰過一些情況。

思諦在圖書館上班已將近二十 年了，他可以毫無困難地把書擺回書架上，但有時候書本擺放的位置重新安排，美玲就必須跟他指出那些書被移動到哪裡。

他沒有請督導或同事提供幫忙的溝通能力。假如有顧客過來問他一些問題，他會不知道該如何回應。沒有工作輔導員的支持，我們不認為他可以在圖書館工作這麼多年；思諦真的很喜歡圖書館的工作，但是他確實需要可信賴、可依靠的工作支援。

思諦在圖書館的工作，是把「還回」的書按照正確的順序放回原來的書架上。一些圖書館的讀者喜歡從書架上拿下很多書，隨處放在地上；他們喜歡在書架之間的地板上坐著看書，周圍撒滿一地的書。圖書館裡有許多桌子供人們坐著閱讀，但是有些人寧可坐在靠近書架的地板上，好方便找書。有時有些人會在書架間的走道上坐很久，因而影響到思諦的工作。

我們告訴思諦，如果碰到這種情形，就先到其他走道去工作。可是有時他已經放完其他書架的書，這些人還坐在那裡，思諦便無法如期完成他的工作。因為沒有語言溝通能力，思諦無法讓他們知道他需要把書放回那些書架上，於是他沒有先向那些人說「對不起」就開始他的工作了。在他自閉的心靈裡，處理這種情況的方式就是「我必須做好我的工作」。他對於周遭其他人的感受絲毫不理會。有一些讀者會立刻說「對不起」，然後很快地拿起書並移到附近的桌子。但也有些讀者很不高興，甚至向思諦的上司抱怨思諦的行為。

我們繼續努力訓練他的調適能力。謝天謝地，到現在他還沒有被圖書館炒魷魚；我們由衷希望這種情況在長遠的未來都不會發生。

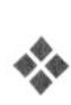

在藥妝店，思諦的工作有時候也會接觸到顧客。他的外表看起來與常人並無差異，也穿著員工外套，於是有些顧客會去找他幫忙找東西。我們曾經教他拿一張上面寫有「請詢問前面櫃檯」的卡片給顧客看，但是有時候因為他動作太快，顧客根本看不清楚卡片內容。

有時他知道顧客要什麼東西，而且打算指引他們，但因為他沒有要求顧客跟著他走，只是自顧自地走了，因此顧客會認為他很粗魯、不友善。

還有些顧客認為或許思諦不會說英文，所以不瞭解他們的問題。有一位女士則甚至擺明表示，像思諦這樣的人根本不應該在商店工作。

有時候他在店裡推著裝載新到貨品的推車，打算把新貨品上架，這時他可能會意外地撞到顧客。他的工作輔導員和我們曾告訴他許多次，有類似這種情況發生時他必須向對方道歉，可是他從未學會什麼時候及如何向人道歉。偶爾，某些顧客會向經理抱怨他粗魯、不友善的行為，還好他的商店經理很有耐心，也很理解這是思諦的自閉症行為。我們由衷盼望，所有的經理都能如此地善解人意及友善，這樣思諦就能繼續在這間藥妝店工作下去。

思諦知道如何在公車站搭車。上車時，他知道需要出示他的乘車優待證，但有時候他會很快地晃一下證件，公車司機根本來不及看清，而他也不知道為什麼司機要他再次出示他的優待證，就逕自走開去找座位。

萬一他搭乘的車子發生問題，所有的乘客必須下車時，我們很難想像思諦會怎麼樣。他會不會知道要改搭下一班車？假如人們不知道他有殘障，沒人會想到要去幫他。我們曾聽朋友說過殘障人士在交通上所遇到的問題。

美玲的回憶

有一天我和思諦一起在公車站等車回家，有一位男士走向他，向他要錢買香菸抽。我告訴他我們沒錢，他看著我說：「我是在和他說話。」（意思是說他是在對思諦講話）對思諦來說，他當然不瞭解到底發生什麼事，也不可能對這個人有什麼反應。所以我們只好走開，我同時心中也在想，如果思諦自己一個人在那裡，接下來會發生什麼事情？如果他自己一個人搭車，他一定不知道如何因應這種情況，也不知道如何防衛。發生這個情況，讓我們不禁非常擔心將來該怎麼辦。

思諦的一位殘障朋友就發生過一次類似的情況。那時，因為那位朋友搭乘的公車需要繞道到別的地區，於是他就下車。不知怎麼地，他搭上另一輛他不知道要開往哪裡的公車。經過幾次轉搭後，他看到一個在他家附近、他熟悉的商場，於是他趕快下車，從那兒才找到回家的路。但是在那段搭車期間，他的家人為了找他瘋狂似地走遍全鎮。

另外一位殘障朋友也發生過意外。他在下班後等著來接他的計程車，不知怎的，計程車沒按時出現，於是他決定走路回家。當時是冬天，天寒地凍，活像走在冰庫裡。等到他母親找到他時，他總共走了六英哩的路，腳都凍傷了，一整星期都無法走路。我們無法想像，萬一思諦面臨同樣狀況時，會發生什麼問題。

這也就是自從二〇〇六年九月，思諦失去了指派給他的工作輔導員後（因為服務公司倒閉了），美玲決定擔任思諦的義務工作輔導員，一直陪著他去上班的最主要原因。

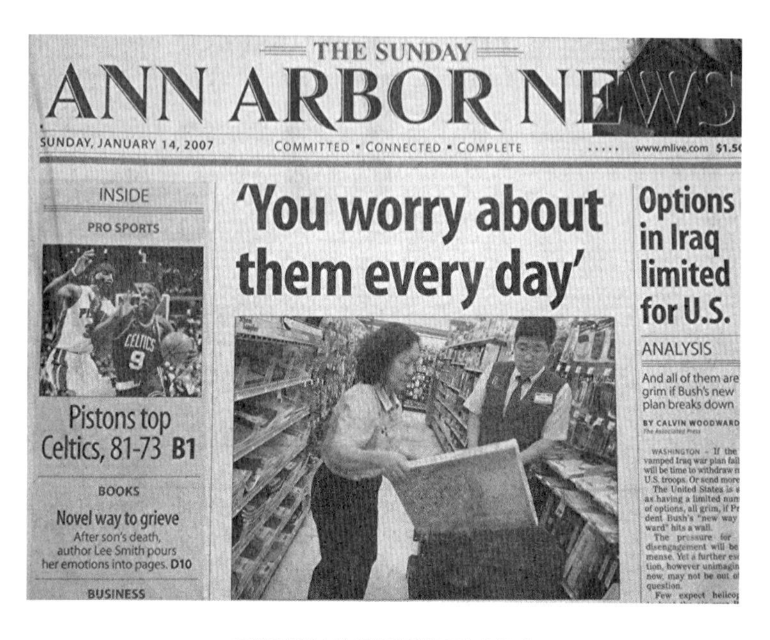

THE SUNDAY

ANN ARBOR NEWS

SUNDAY, JANUARY 14, 2007 COMMITTED • CONNECTED • COMPLETE www.mlive.com $1.50

INSIDE

PRO SPORTS

Pistons top Celtics, 81-73 B1

BOOKS

Novel way to grieve

After son's death, author Lee Smith pours her emotions into pages. D10

BUSINESS

'You worry about them every day'

Options in Iraq limited for U.S.

ANALYSIS

And all of them are grim if Bush's new plan breaks down

BY CALVIN WOODWARD
The Associated Press

WASHINGTON – If the vamped Iraq war plan fail will be time to withdraw U.S. troops. Or send more

The United States is as having a limited num of options, all grim, if Pr dent Bush's "new way ward" hits a wall.

The pressure for disengagement will be mense. Yet a further es tion, however unimagin now, may not be out o question.

Few expect helico

安娜堡當地的報紙報導思諦的故事

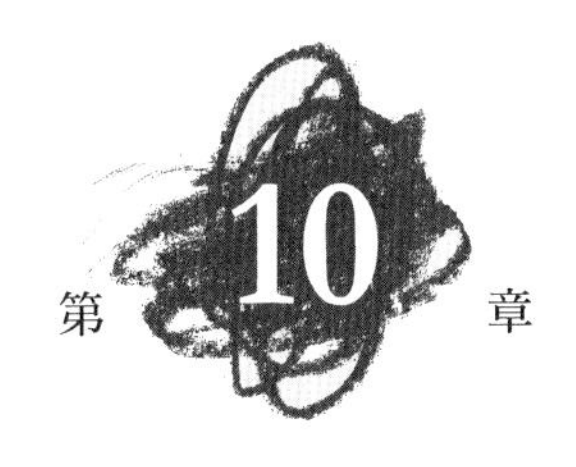

祂的眼目看顧麻雀

耶穌又對門徒說：所以我告訴你們不要為生命憂慮吃什麼，為身體憂慮穿什麼。因為生命勝於飲食，身體勝於衣裳。你想烏鴉也不種，也不收，又沒有倉，又沒有庫，神尚且養活他。你們比飛鳥是何等的貴重呢。你們哪一個能用思慮使壽數多一刻呢。這最小的事你們尚且不能做，為什麼還憂慮其餘的事呢？

——《路加福音》12：22-26

然而敬虔加上知足的心便是大利了。因為我們沒有帶什麼到世上來，也不能帶什麼去，只要有衣有食就當知足。但那些想要發財的人就陷在迷惑，落在網裡，和許多無知有害的私慾裡，叫人沉在敗壞和滅亡中。貪財是萬惡之根。有人貪戀錢財，就被引誘離了真道，用許多愁苦把自己刺透了。

——《提摩太前書》6：6-10

貪愛金錢的不因得了金錢就知足，貪愛財富的也永遠不會因為得到了財富就滿足。

——《傳道書》5：10

從思諦開始接受早期介入的時候，我們已經從許多特教領域的專家們得知，「金錢觀念」是一個非常重要的特教課程。我們遵循專家們的建議，用金錢來獎勵思諦的良好行為以及家務與工作的完成。

我們曾經嘗試教他錢的好處。今天我們必須說，我們並沒有成功教會思諦真正的金錢觀念。我們繼續在他的錢包裡放一些錢，以備不時之需，但他從未使用過錢包裡的錢，除非在我們需要幾塊錢付賬，卻正好沒有小鈔的時候，便會向他借錢，他總是很爽快地借給我們。

不過，在思諦的世界裡，有少數幾件事會與錢產生聯繫。思諦的頭髮有好幾年都是美玲幫忙剪的。他十二歲時，有一天我們經過住家附近的一家理髮店，裡面的那位老先生看起來挺和藹可親，美玲便希望思諦能有到理髮店理髮的經驗。這位理髮師動作很快地馬上就理好思諦的頭髮，或許這樣比較不痛。我們相信思諦一定很喜歡這第一次在理髮廳理髮的經驗，因為從那以後，只要他的頭髮長了，他會說「剪頭髮」。理髮後，他會從他的錢包拿出一元紙鈔付錢，事實上真正的費用是十塊錢，我們必須告訴他：「這不夠。」然後給他足夠的錢付給理髮師。許多年後直到現在，我們還是這樣做。

美玲和思諦常常跟著逸周旅行到逸周演講的地方。有一次，我們前往加拿大的多倫多，看到我們的旅館內有一間理髮廳，於是想到，讓思諦嘗試在不同地方理髮，應該滿不錯的。我們先向理髮師說明思諦有自閉症，以防思諦剪髮時在椅子上亂動，或是對理髮師所講的話沒有回應時，理髮師才不會一頭霧水。還好，最後大功告成，沒有出任何狀況。

從那以後，不管我們旅行到哪一個城鎮或國家，思諦常常會去理個髮。到目前為止，他在美國及加拿大已經光顧過許多理髮店。他也在中國、台灣及香港的許多地方剪過頭髮，香港的理髮師還幫他洗頭及按摩。我因為不知香港的理髮包括些什麼服務，所以事先沒能向他解釋。結果他咯咯地笑了一下，或許他從未想到會有這麼享受的服務。

對思諦到任何一間理髮店理髮，我們再也不需要太緊張了。

另一個與錢有關的活動，是去看棒球比賽。他總會先確定自己的錢包裡有些錢。對他來說，錢之所以重要，不是為了買門票，而是為了在棒球場販賣部買熱狗及飲料。

他雖然好像不太注意球賽的進行，但他會加入觀眾製造「波浪」，即使他總是比大家慢半拍。他也喜歡和大家一起唱棒球歌並且鼓掌。他的音樂老師曾教他〈帶我去看球賽〉（Take me out to the ball game）這首歌，有時候他觀賞電視轉播棒球賽，聽到觀眾在唱這首歌時，也會跟著唱起來。

思諦十二歲時，我們會像其他家庭一樣去看他弟弟在學校的棒球賽，他似乎很投入球賽，同時也享受場邊的點心。有一天下午，逸周直接從工作的地方去球場與我們會合，他沒看到思諦，就問他到哪裡去了。原來美玲給了思諦幾塊錢，叫他去附近的販賣櫃檯買些點心。他真的買了點心，也找了錢回來。

我們常在想，這種事情只可能發生在美國；美國有許多友善及有禮的人們，他們不會占有特殊需求的人便宜。

我們外出到速食店吃飯時，會給他錢讓他自己付自己的費用。我們已經試過很多次，告訴他總共花費多少錢，但是他就是無法付給櫃檯正確的金額。

有一次，我們一起到麥當勞午餐。用完餐，我們告訴思諦去櫃檯，請他們再給他飲料續杯。我們的座位離櫃檯不遠，可以看到前前後後的經過。我們給他一塊錢，而他真的續了杯且找零回來。這是第一次我們看著他自己完成交易。

在某些情況下，當他聽到我們不夠錢買一些東西時，會拉開他的錢包，然後給我們一些錢。他不曉得他這一點錢在當時不夠幫我們支付。他的慷慨，無論如何讓我們非常感動，而且讓我們欽佩。

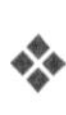

經過這麼多年，我們嘗試許多不同方法及機會，教他有關錢的觀念，但他就是無法掌握錢的意義以及如何運用。不過，他倒是學會使用簽帳卡或信用卡。在幫我們把車子加完油後，他知道要刷卡付油錢。他也學會鍵入一些簡單的資料，以便使用信用卡機器刷卡。

一起去雜貨店買東西時，他會到自行結賬櫃臺那邊掃描我們買的商品，然後用信用卡付款。我們試著去一些不是很忙碌的店家，這樣他可以有時間慢慢地掃描商品。今天，他已經可以用信用卡支付所購買的每一樣東西。這經過無數的練習，但他似乎已經記住所有完成購物的步驟了。

他也學會了如何用金融卡從自動提款機領錢出來。這麼多年來，銀行陸續多次改變過提款步驟，每一次我們都必須告訴思諦新的步驟，好讓他適應那些改變。他很願意學習，而且每當他學會新的操作步驟後，都相當高興。

所以，即使他沒有錢的概念，還是可以透過其他方法來完成消費。

許多年前，他拿到工作薪水的支票時，學會在支票上簽名，而後我們帶他去銀行將支票存入他的戶頭。他也已經學會從自動提款機領取現金。

他可以像其他人一樣學習做許多事情，但我們仍一直擔心有人會占他便宜。過去幾年來，他的薪水已經直接匯進銀行，就減少這方面的問題了。從此，他不需要再去辦公室領取支票，也不需要再去銀行存入支票。我們對這個現代化科技總是非常感激。看起來，思諦對付這些和金錢有關係的機器還容易一些。

❖

同樣和金錢有關的，是他的衣、食、住、行，以及一切其他日常生活所需。他一定是感受到幾乎所有他的需要，都已經有我們或其他人幫忙打點好了。他從來沒有要求買任何東西，也從來不擔心無法得到他所需要的東西。他從未出現負面情緒或是發任何脾氣，似乎總是對他周遭的任何事情感到滿足。

在他上班的地方，他從不關心自己拿多少薪水，也從不擔心什麼時候會加薪。他就是樂於上班。他可以不為任何回報而工作，因為他知道他不需要煩惱任何事；所有的衣服、飲食、住房、交通及任何事物，他都無虞匱乏。我們常說他是個沒有太多世俗欲望的人，有時候我們也希望有這種無憂無慮的生活。

這些年來，他用上班所得的薪水，幫忙支付他弟弟念大學時的房租。他會虔誠地把錢放在教會提供的奉獻盤子裡，也會捐一些錢給慈善機構，我們也幫他以他的名義設立了兩個獎助金（在愛荷華自閉症協會及密西根自閉症協會設立的蔡思諦獎學金），來肯定那些幫助及支持像思諦這類孩子們的老師。

思諦的銀行戶頭裡並沒有很多錢，他從來沒有問過他有多少錢，我們也不認為他真的會瞭解。他是全然無所謂。我們常常想，如果有更多像思諦這樣的人，這世界不知道會變成怎麼樣的世界？

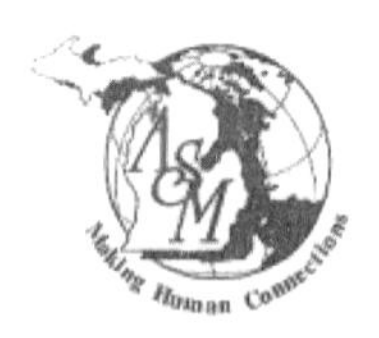

AUTISM SOCIETY OF MICHIGAN

6035 Executive Drive, Suite 109 • Lansing, Michigan 48911
(517) 882-2800 • Fax (517) 882-2816 • In Michigan (800) 223-6722
email address: miautism@aol.com • website address autism-mi.org

Stephen Tsai Award Gudelines

Stephen Tsai is honored to present an award in his name to an educator devoted to imporving the lives of people with autism. Stephen is a young man with autism who has worked for several years at his local library and at other jobs in his community. When he is not working, he enjoys keeping busy through his involvement with the fellowship of his church. He also enjoys cooking, yard work and participates in a music group, Common Chords.

Stephen enjoys a productive life today because of the hard work of his parents, who are both active professionals in the field of autism, and the many caring and competent educators who have taught him. Stephen Tsai, along with his family, would like to pay tribute to the many outstanding educators who have helped him to achieve so much.

高中結業證書

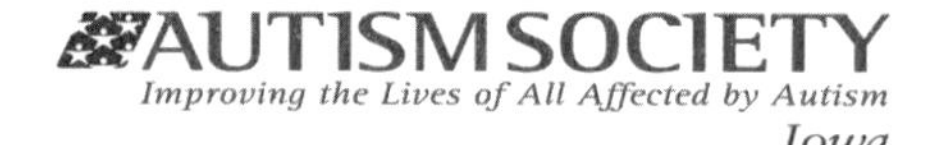

Iowa

Stephen Tsai Award for Excellence In Autism Education

Check www.autismia.org for updates!

Nominate Someone Today!!

Who: Any Person who has had a Positive Impact on an Individual with Autism Spectrum Disorders

How: Submit a letter or essay of a deserving person explaining how he/she has:

- **Contributed to the field of Autism Spectrum Disorders**
- **Has had a positive impact on an individual with Autism Spectrum Disorders**

總統傑出學業成就證書

一位醫藥人

以賽亞說：當取一塊無花果餅來貼在瘡上，王必痊癒。

——《以賽亞書》38：21

因你胃口不清及常常患病，不要只喝水，可以稍微用點酒。

——《提摩太前書》5：23

思諦十四歲時，對一般醫藥及常見健康問題變得很感興趣。每次我們去一家販賣成藥的商店，他總會花一些時間在成藥區域逛逛。他會拿起一些藥瓶注視幾分鐘，有時甚至會嘗試打開一些藥瓶。我們不確定他是不是對藥的味道有興趣。有些時候我們發現有些店員會開始對他的行為感到懷疑，並遠遠地注意他。也許他們以為他想調劑藥物吧！

經過多次提醒和訓練相關的規則及行為後，他對藥罐的好奇已經停止，以後我們去商店時，仍然繼續任由他花點時間待在藥品區裡。到目前為止，還不曾在任何商店出過問題。

他可能從電視廣告裡知道Advil 或 Tylenol用來治療頭痛，Doan藥丸用來治療肌肉痛，Mylanta是胃藥，Allegra或 Chlortrimeton 可以治療鼻塞及過敏等等。他也學會當他皮膚癢時要用Cortaid藥膏，皮膚感染出現膿包時要擦抗生素乳膏或油性藥

膏，因痔瘡而搔癢時需要用Preparation H。當他出現這些情況時，他會去藥櫃裡正確地拿到該用的藥，然後要我們幫他塗抹，或者有時候他就自己塗抹了。他割傷時，會自己拿ＯＫ繃貼在傷口上。

他不僅會自己拿藥治療自己的一般健康問題，也會提供他的診斷及治療意見給其他人。當他聽到美玲咳嗽時，會說媽媽正在咳嗽，需要「咳嗽糖片」。有時他甚至會拿咳嗽糖片給正在咳嗽的陌生人，並說：「咳嗽」。不幸的是，有時候人們並不感激他的好意。

當他聽到有人打噴嚏，會說：「過敏」（Chlortrimeton或 Allegra）；當他聽到有人抱怨：「我頭好痛」，他馬上會說：「需要Tylenol」，或是「需要Advil」。

當我們提醒他臉上有一些發炎的青春痘時，他馬上就會說：「吃多一點蔬菜」，以及「需要Neosporin（一種抗生素藥膏）」。

有時我們會和他玩藥物的遊戲，我們會問他：「你頭痛、背痛、有睡眠問題時，需要什麼藥？」他通常會有挺好的答案。我們經常對他開玩笑說：「思諦，假如你住在中國，就可以當個赤足醫生。」那些赤足醫生的醫學訓練非常有限，就揹著一個裝滿普通藥物的藥袋，走遍中國各地鄉村，用這些藥治療地方居民。

他這些行為的唯一缺點，是我們經常擔心他會錯誤判斷自己的病，而且用錯藥物或劑量。對於他偶爾用抗生素或抗痔瘡藥膏，治療他的皮膚癢發作或痔瘡，或是用OK繃治療小傷口，我們倒很放心。他已經學會何時及如何用某些藥物，相當能夠照顧自己的小傷小病。但我們從不希望他對嚴重的狀況像頭痛、發燒、胃痛、嘔吐、瀉肚子等，也自己「開處方」用口服藥物來治療。

我們要求他先告訴我們，讓我們知道他有什麼問題，然後要他說如何做可以緩解他的不舒服。當我們同意他的診斷及治療時，他才可以從藥櫃裡拿藥。但是他必須在我們面前服用，這樣我們才可以確定他吃對藥而且劑量正確。

當我們需要從藥櫃裡拿某些藥時，他是個好幫手。我們只需要告訴他我們想要哪種藥，他總會樂意取來給我們。許多年來，思諦幫忙將他自己及美玲每週需要的藥物及維他命放進藥盒裡，他總是非常可靠而確實地完成任務。有時我們想，如果給他一些訓練，或許他可以在藥房擔任助理工作。

我們不知道為什麼他對人們的疾病及藥物這麼有興趣。會不會是因為他來自一個有許多醫療人員的家庭？但是他看來非常真誠地關心其他人的健康，盼望他們趕快舒服些。他可能從他自己的經驗，學會並相信所有健康問題都可以用某種藥物治療。

有時我們會想，如果他是「正常的」，他可能會成為一位知識豐富、仁慈又有同情心的醫生。

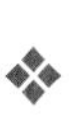

思諦十八歲時，我們決定不讓他繼續看小兒科醫師，取而代之的，是讓他開始去我們的家庭醫師那裡做年度檢查。我們注意到他的血壓有點高，於是買了血壓機，在家裡每晚幫他量血壓。有時我們會忙到忘記做這件事，於是我們想，或許可以嘗試訓練思諦自己量血壓，經過幾次練習後，他就可以自己量了。我們也教他要把結果寫下來，將他每天的血壓記錄在一本特別的筆記本上。

大約持續有二十年，每天晚上，他會忠實地檢查他自己的血壓，並記錄在筆記本上。我們必須做的只是每隔一段時間檢查一下筆記本，確認他都做得很好。偶爾他會要求我們幫忙，因為血壓器出了問題。

當我們定期帶思諦去看醫生時，會帶上他的筆記本。這本紀錄對醫生檢視他的用藥，有極大的幫助。

❖

思諦被告知要天天運動以保持健康。他每天都會騎他的健身腳踏車，當天氣不錯時，也會外出走走。他也會提醒我們要這樣做。他或許不瞭解之所以要這麼辛勤運動的原因，當然也不知道要怎麼詢問理由，但是他在被告知後就會去做，而且樂在其中。

我們年紀越來越大之後，有時自己會忘記吃藥。思諦會在吃藥時間提醒我們。有時候我們太忙碌，他甚至會從藥盒中把藥拿出來，並加上一杯水，拿來給我們，確定我們會把藥吃下去。我們有時候想，他在照護機構裡會是一位好幫手，他會提醒年長的院民吃藥、做運動或其他每天的例行活動。可是他一直沒有機會在照護機構工作。

逸周有一種藥必須在晚餐前幾分鐘服用。有時我們決定外出用餐時，思諦總是會提醒他爸爸要帶著藥。去哪裡可以找到這麼可靠的家庭看護呢？

他不僅喜歡提醒人們什麼藥物能幫助他們，也會在祈禱時為他們禱告。他一聽到某人生病了，接下來的幾天裡，他會禱告「讓某人及某人舒服一些」。

他是真誠的，而他的信心確實令人受到鼓舞。

❖

到目前為止，思諦一直很健康。除了某些預料之外的健康狀況，不然一年中思諦只定期一兩次去看家庭醫師。

為了讓思諦將來可以獲得長期健康照護，多年來我們好幾次嘗試為他申請美國政府提供的健康補助保險（Medicaid Insurance）。但是本地的代理業者總是有一些理由不核准申請，所以到現在，他仍然沒有政府提供的醫療保險補助（Medicaid）。

幸運的是，逸周工作的密西根大學同意提供員工的殘障子女健康保險。但這不是永久的。所以只有當思諦可以擁有政府提供的醫療健康保險，我們才能鬆一口氣，因為當我們不在他身邊時，萬一他出現重大健康問題，就不用擔心他的醫療照顧了。

我們得知，有特殊需要的孩子長大後如果有醫療問題，醫療人員不必徵詢病患父母有關治療或住院事宜，因為他們已是成人了。在美國，父母親在孩子十八歲以後，就不再有權利對孩子在醫療相關事宜上予以置喙。這些孩子被當做是成人，已經可以自己決定是否要接受醫療，即便他們在認知或心智上沒有能力做決定亦然，除非法庭裁定他們需要有法定監護人協助做決定。

於是我們決定申請成為思諦在法律上的部分監護人，以防他有重大疾病或需要去醫院開刀時，我們可以以監護人身分為他做決定，並陪伴他開刀。然而，這個申請手續頗為冗長。

首先，心理師需要為思諦進行測驗，以確認他的確是中度或重度的認知不足。然後我們必須等待法官判定許可監護權。在那同時，一位當地的記者正好為當地報紙寫了一篇有關思諦的報導，因此那天當我們面對法官聆判時，她告訴我們她讀過有關思諦的報導，而且非常感動。當她批准我們對思諦的監護申請時，我們真是大大鬆了一口氣。所以現在，我們可以合法地代表思諦做決定了。

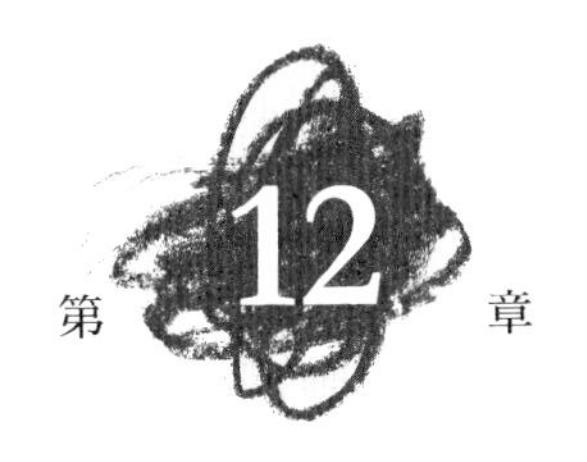

一位宅男的故事

我願意眾人像我一樣。可是每個人有他自己從神得到的恩典，一個是這樣，一個是那樣。但是我對著沒有結婚的和寡婦說若他們常像我就好。

——《哥林多前書》7：7-8

因現今的艱難，據我看來，人不如守素安常才好……
沒有娶妻的是為主的事罣慮，想怎樣能叫主喜悅。

——《哥林多前書》7：26,32

思諦十二歲時，他的老師捎來一個訊息，引起我們的重視。她告訴我們，她穿尼龍絲襪上班時，思諦常常想要去摸她穿的絲襪。我們覺得或許他只是喜歡那種閃亮的顏色及襪子的柔軟觸感，並不認為那是帶有性意味的行為，不過依然試著提醒他不可以摸別人的襪子。從那以後，我們再也沒有看到他有這種行為。我們也被告知，他喜歡班上金髮的女同學，我們亦覺得或許他喜歡的是那種漂亮的顏色。幸運的是，他從未真的去碰觸任何人的頭髮。

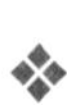

在思諦即將進入青春期時，我們讀了一些有關性行為與性的文章，特別是關於青少年及有自閉症的男性的自慰行為。我們去參加有關自閉症的會議時，也聽到許多父母關心這些問題。

在這方面，一般抱持的態度是，所有人都會有性慾。自慰被視為解決性需求的一種適當方式，除非他們有「其他適當的方法」來取代，也就是有一位性伴侶。

逸周的看法

❖

即使對於像思諦這樣似乎沒有「性慾」的男性，自慰也依然被視為一種將生殖系統不斷製造出來的精液予以釋放的方法。就好像一座大水壩，一旦儲水多到會從水壩上面溢流而出時，就必須洩洪一樣。有一些男性會在夜間睡眠時不期而然地射精（也就是夢遺），這種在睡眠時的射精，和春夢沒有絕對的關係，很多時候它只是身體自然保持生理平衡的一種方法。

在動物中，有些物種只會在每年固定的交配季節裡，進行一年一度的紓解。但在其他季節裡，牠們不會出現任何射精行為。

對於人類，射精並不常常和生育有關。在恰當的情形之下，這種行為可以帶來愉悅的感受。不過大自然也給我們另一種能力，讓我們不需費吹灰之力就能維持身體機能正常，那就是在睡夢中射精。

❖

在自閉症的領域中，許多專業人士及父母都會強調如何教導他們的個案或孩子什麼是「恰當的自慰」，以及在對的時間及對的地方進行。這些方法背後的理論是，假如這些人可以藉由「適當的自慰」來紓解性慾，那麼他們的性慾就會降低很多。

一些專案研究及個案父母都提出正面結果來支持這種方法，可是也有許多其他研究及父母認為這種方法導致孩子們反而有更多的自慰行為。

一些年輕的孩子們也許在早年就開始有自慰行為，這很可能是因為自慰之後產生的性高潮帶來了愉悅感受，尤其男性這種狀況較為常見。對某些人，這有可能會導致上癮，從而促使他們更多的自慰行為。

我們的社會千方百計要對抗藥物濫用問題，其中一種方法是杜絕孩子們嘗試吸毒行為。身為基督徒，以及在中國文化的薰陶下，我們不認為「適當的自慰」是處理性問題的適當方式。另一方面，許多像思諦這樣的人對「性」通常沒有興趣，所以我們不需要擔心他們會因為性慾而引發其他的問題，也不擔心他們會因為讀了什麼訊息而學會自慰。我們已經和思諦的老師們討論過這個問題，也讓他們知道我們不希望任何人教他「適當的自慰」。我們盡可能地避免他被暴露在任何與自慰相關的經驗中。

❖

很多年前，思諦有時會在夜間睡眠時因腸胃問題而意外地解了些大便，當時我們便教他自行在浴室清洗乾淨，他也學會先把黏在內衣褲上面的髒東西沖洗掉，再放進洗衣機內，等待第二天清洗。

所以當思諦即將步入青春期時，早晨我們會緊盯著他；我們認為他的第一次射精可能會發生在他晚上睡覺的時候。有一天早上，我們注意到在浴室洗衣籃裡有一條他的濕內褲，便問他發生了什麼事？他回答說：「我濕了。」我們彼此相對笑了一下，接著問他是什麼時候發生的？他回答說：「五點三十。」我們告訴他做得很棒，因為他幫自己清洗乾淨了，然後要他在他的日曆上做個記號。

自從那第一次經驗以來，這許多年來，他只要褲子濕了就會告訴我們「濕了」。現在，他根本也不告訴我們前一天晚上發生了什麼，只是把「意外事件」記錄在他的月曆上。從第一次處理射精問題到現在，已經過了許多年了，我們一直無需煩惱這種問題，看來我們的策略奏效了。

我們很確定我們的策略並不適用於所有的人，不過某些人可能可以從我們的方式得到幫助。希望我們的例子可以針對這個問題，提供一些其他因應方式給像我們一樣的家庭。

❖

寫下這些故事，讓我們想起耶穌關於獨身的教誨。不是每一個人都能過獨身的生活，但是有一些人被賦予恩典，可以如此。我們曾讀過一些關於神父及修女剛開始發誓守貞時心中歷經掙扎的文獻，甚至他們在整個修道院生涯中依然難以逃脫這種掙扎。

然而在我們家，住了一位對性沒有興趣的人。他一點也沒受到生理上的性壓力或性慾所困擾。有時候我們看著他，想著他的未來。或許修道院是一個很適合他的地方，誰曉得呢？我們只能向神禱告，讓祂的恩典引領他的方向。

第  章

讓江河一起拍手歡慶

你們當樂意事奉耶和華，常來到祂面前喜悅的歌唱。你們當曉得耶和華是神。我們是祂造的，也是屬祂的。

——《詩篇》100：2-3

我們滿口喜笑，滿舌歡呼的時候，外邦中就有人說耶和華為他們行了大事。耶和華果然為我們行了大事，我們就歡喜。

——《詩篇》126：2-3

耶穌抬頭觀看，見財主把捐項投在廟庫裡。他又看見一個窮寡婦，投了兩個小錢。就說：我實在告訴你們，這寡婦所投的比眾人還多。因為眾人都是自己有餘，拿出來投在捐項裡；但這寡婦自己是窮人，把一切養生的都投上了。

——《路加福音》21：1-4

思諦幾個月大時，我們去一所浸信會教堂做週日禮拜。這所教會在紐澤西東橘市，離我們住的地方只幾條街遠。每個週日早上，我們會帶思諦去教堂，把他放在教會的托兒所裡，等禮拜結束後再去帶走他。他顯然在那裡適應得很好，因為我們從沒有在禮拜進行當中被叫出去處理他的問題。我們總是聽托兒所的人員說思諦是個快樂、安靜的小孩，而且總是笑容滿面。

思諦九個月大時，我們搬到愛荷華州的愛荷華市。剛搬到那裡時，我們沒認識多少人。

幾個月後，我們的第二個孩子出生了。大約有二年，我們沒有參加任何教會的禮拜，但是我們會盡可能在週日上午收看電視裡的禮拜節目，那時候我們住的公寓很小，所以在某種程度上思諦也花很多時間和我們一起觀賞那些節目。

思諦四歲左右，美玲開始帶著他的弟弟去附近的基督教改革派教堂，參加週日早上的禮拜，思諦則和逸周在家裡收看電視的禮拜節目。之後，逸周會在週日下午參加當地的一個中文禮拜。我們家便持續許多年這樣「分別」參加禮拜的方式。

思諦九歲時，我們住的城鎮開始為有特殊需求的孩子提供家庭服務。被指派給我們的個案服務人員是從大學社會系畢業的社工師蘿莉，她是一位非常仁慈、溫柔、有耐心、對人懷抱關愛的人，思諦很快就和她建立了很好的關係，週日上午他會迫不及待地等她到我們家。

剛開始的幾個週日上午，當其他家庭成員去教堂參加禮拜時，蘿莉會教思諦坐在電視機前看電視的禮拜節目，她的目標是訓練思諦未來能與家人一同去教會參加禮拜。

在那個時候，思諦很過動，很難好好地坐個幾分鐘，還常常發出令人討厭的聲音。我們希望蘿莉能訓練思諦坐在她旁邊至少半個小時，好好觀看電視的禮拜節目。經過大約三個月的訓練，蘿莉告訴我們目標達成了。於是我們再往下一個目標進行，那就是蘿莉和思諦開始陪同我們一起去教會做禮拜。我們都坐在最後一排，這樣如果思諦開始不耐煩起來，並且坐立不安、弄出聲響時，比較不會干擾到其他人。我們的計劃，是讓思諦盡可能坐久一點。

我們會帶一些他喜歡的書籍和玩具到教堂。在頭幾個週日，他可以和我們一起坐大約二十分鐘，之後，蘿莉就先帶他回家。逐漸地，經過幾個月的訓練，思諦已經可以和我們一起坐到禮拜結束，那大約是一小時左右。

後來，在沒有蘿莉的陪伴下，我們在最後一排坐了好幾個星期，沒有發生什麼問題，於是我們決定試著再往前坐幾排。那時候，思諦的表弟傑夫也和我們一起參加禮拜，所以我們問傑夫和思諦的弟弟是否可以坐在思諦的後面，這樣萬一思諦開始吵鬧時，我們比較不會那麼緊張。我們主要目的是希望不要干擾到其他來做禮拜的人。

每過幾個禮拜，我們就再更往前面坐一點，我們的目標是嘗試盡量往前坐，越前面越好。大約訓練兩年後，我們家幾乎可以隨便愛坐哪就坐哪，再也不擔心思諦會引起任何問題。

到現在，思諦仍然很喜歡參加教會的各種聚會。每個週日上午，他總是第一個穿戴整齊準備出門。在教會有夜間聚會的時候，他會告訴我們：「去夜間聚會。」一常常我們會找藉口不去，但是他的熱忱讓我們改變心意，然後便會看到他臉上綻開好大的笑容；當我們接受他的建議時，他一定非常高興。

他不只是喜歡參加教會聚會，也喜歡參加音樂會。我們曾經帶他去不同音樂廳參加許多音樂會。同樣的，這也是經過許多訓練及嘗試後的成果。

開始帶思諦去參加音樂會時，我們不很確定他是否可以整場乖乖坐著。有一次，我們去思恩的小提琴老師在大學舉辦的小提琴獨奏會。我們沒信心思諦能夠安靜地坐著聽完一個小時的音樂會，所以我們比其他觀眾早一點到達，想要坐在最後一排的座位。可是由於聽眾來得比預期更多，在我們後面又加了許多排椅子，結果我們變成不是坐在最後一排了。因為不能換到真正最後一排的位子去，我們開始有點焦慮，只好期望並祈禱思諦不會出現問題，能夠整場乖乖坐好。

讓我們很驚訝的是，他安靜地坐完全場，而且好似很享受這些音樂。這個經驗當然給我們很大的信心，可以帶他參加其他音樂會，甚至可以到密西根大學著名的山丘音樂廳（Hill Auditorium，譯案：位於密西根大學內，是安娜堡著名的大會堂），去聽世界級的音樂家表演。

現在我們可以像其他人一樣放鬆地享受音樂會，並且注意到，思諦也是音樂的愛好者。

❖

我們教會的週日禮拜有兩個聚會，第一個聚會是傳統的禮拜模式，第二個聚會比較現代，而且比較歡樂。許多參加第二個聚會的信徒，喜歡高舉雙手彷彿聞樂起舞，通常音樂也比較大聲，並且節拍較快。

經過這兩種不同聚會的經驗後，很清楚地，如果讓思諦選擇，他會比較喜歡第二種聚會。尤其唱起〈拍拍你的手〉（Clap Your Hands）這首歌時，他會特別地高興，因為他可以像其他崇拜者一樣拍拍手。他會微笑、搖晃身體，比別人慢半拍地拍手。他似乎不在意自己沒跟上拍子，他只是盡情融入歌唱以及對神的崇拜之中。

美玲的回憶

思諦還小的時候，我曾嘗試教他認識五線譜。他這麼愛音樂，我想如果他能用鋼琴彈奏音樂，那該多好。可是我實在沒辦法教會他彈鋼琴，於是只好我彈鋼琴時讓他坐在我旁邊，兩人一起唱一些歌。

思諦十七歲時，我們認識了一位音樂治療師克利絲，她在公立學校教導一些特殊學生。我告訴她我在教思諦看五線譜時碰到的困難，她則告訴我她願意教思諦。我好高興能找到她。於是我開始帶思諦去她家上音樂課，她介紹各種不同的樂器給思諦，並且教他如何閱讀簡譜。她有一種特別的教學方法：用字母來代替傳統樂譜上的音符。從那之後，只要我用字母寫出樂譜，思諦就可以用自鳴箏或電子琴彈奏出來。這種方法真的帶來截然不同的結果。由於思諦實在沒有辦法用傳統方式學習，我們便必須幫他找出適合他的其他方法。

有一天，我實在太忙，沒時間陪他練習音樂，他決定自己彈他的自鳴箏同時唱出歌來。我很訝異同時也很高興，知道他能夠自己解決一些事情了。他不需要我幫忙，就能享受音樂。

好極了，愛樂人思諦。

有好幾次，思諦被邀請在教會或某些聚會中獻唱。唱歌時，他仍然有咬字的困難，而且有時候很難聽懂他在唱些什麼，但他還是專心地邊彈著自鳴箏邊唱歌。他對他做的事非常認真，而且真的陶醉其中。這是多麼令人謙卑及感動的經驗。

思諦真的很喜愛聽音樂，他花很多閒暇時間聽讚美詩歌或他所謂的「教會歌曲」。有時他會一次又一次反覆聽同樣的歌曲，這是他自閉症的特質，但是我們看過很多音樂家也有類似的舉動。

我們家有三個房間裡都有CD或卡帶播放機，每個房間各自有CD及卡帶架，擺放不同的音樂：思諦的房間裡大部分是他的「教會歌曲」，逸周的書房裡大部分是古曲音樂，起居室裡則大部分是西部鄉村歌曲及音樂。思諦會依著他的心情，到某個房間去聆聽那個房間特有的音樂。

我們嘗試將歌詞用打字機打出來或印出來，這樣他就可以跟著歌詞唱。有時候他可以不用看歌本目錄，就能在歌本裡找到某些特定歌曲，或許他已經聽同樣的歌很多次了，所以記得可以在哪頁找到那些歌曲，然後跟著歌詞唱出來。有一次，我們從錄音帶聽見一首歌，想要找出歌詞，沒想到突然間，思諦從書櫃最上方拿出一本久未使用的舊歌本，裡面就有那首我們在尋找的歌，真是太神奇了！

除了教會音樂，思諦也喜歡聽古典音樂及一些鄉村音樂。他最喜歡的電視節目之一，就是〈羅倫斯韋克節目〉（Lawrence Welk Show），他會在公共電視台

（PBS，譯案：public broadcast service，指的是美國公共電視網）一遍又一遍地收看那個節目。有一天，我們注意到每當提到跳舞或是要求他跳舞時，他就踮起腳尖轉圈圈，起先我們不瞭解為什麼他會這樣跳舞，直到我們和他一起看了羅倫斯韋克節目，看到他模仿亞瑟・鄧肯（Arthur Duncan）跳踢踏舞時，才恍然大悟。原來他在模仿亞瑟・鄧肯跳踢踏舞時拍拍鞋子然後轉圈的模樣，我們看了忍不住笑了出來。真是模仿得好呀！

他有許多羅倫斯韋克節目及他最喜愛的歌手蘿娜・英格麗希（Ralna English）的CD及DVD。有一年，羅倫斯韋克節目的一群演藝人員來密西根表演，我們帶思諦前去觀賞，他還拿到一張蘿娜・英格麗希的簽名照片。

今天，如果問他我們是什麼時候去看羅倫斯韋克節目在密西根的表演，他會告訴我們是二〇〇二年三月。那天對他來說，一定是非常值得紀念的一天。

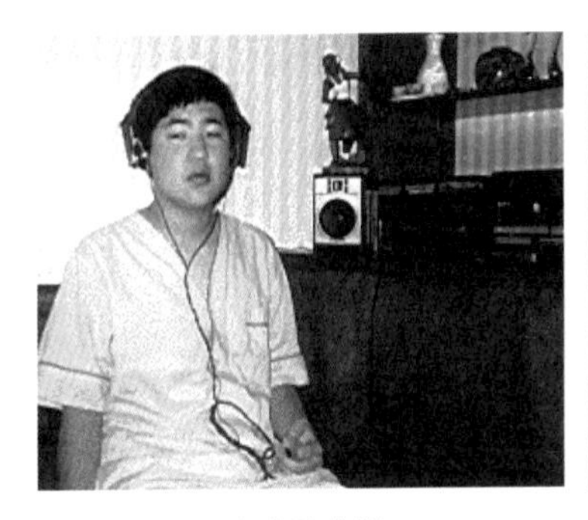

在家聽音樂

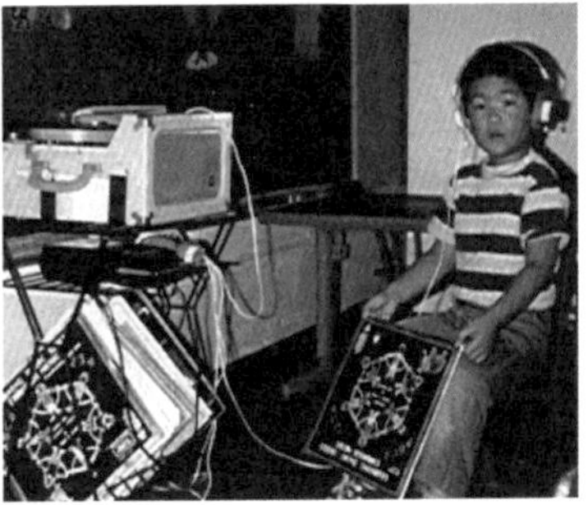

在學前班教室聽唱片

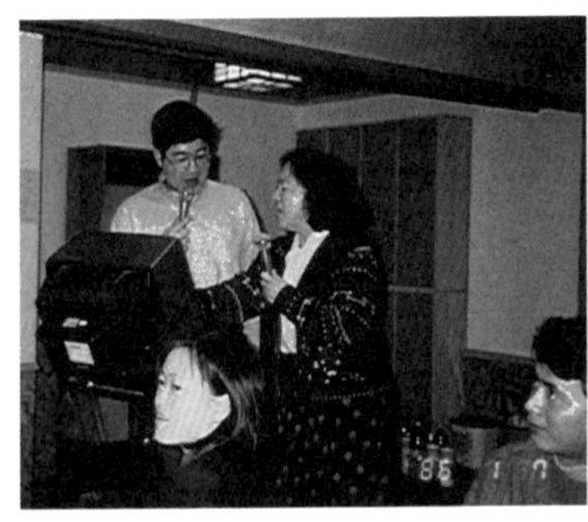

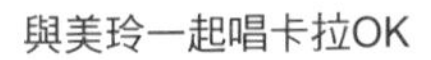

與美玲一起唱卡拉OK

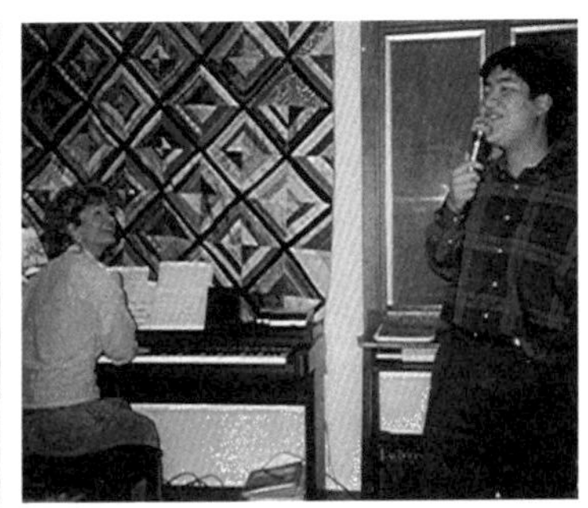

與克莉絲合唱

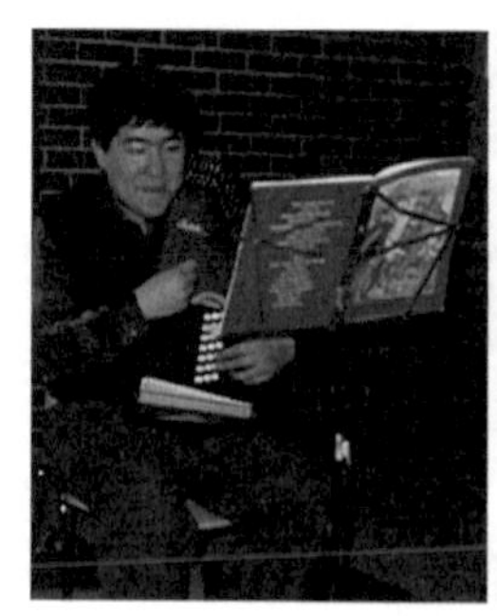
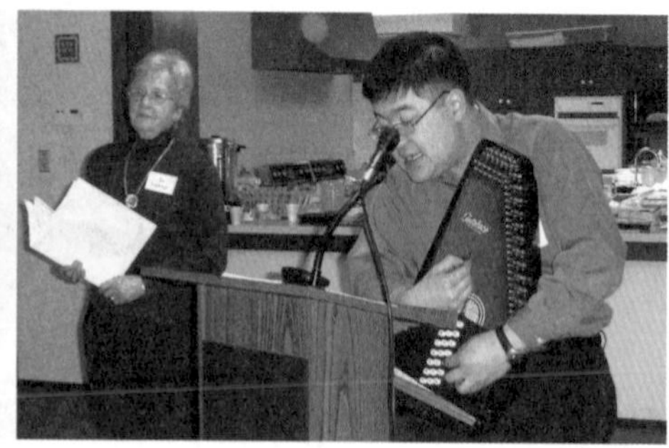

在友誼團契聚會時用自鳴箏自彈自唱

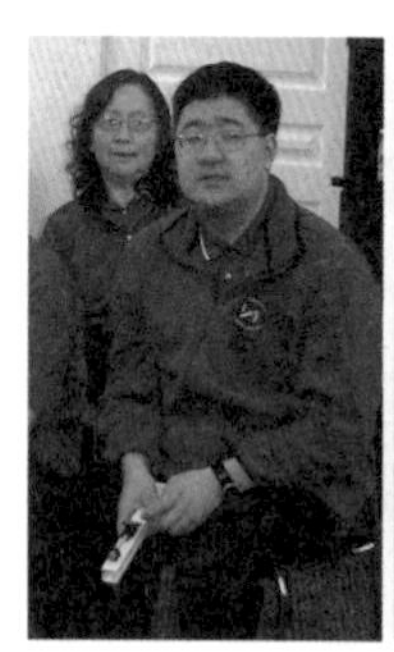
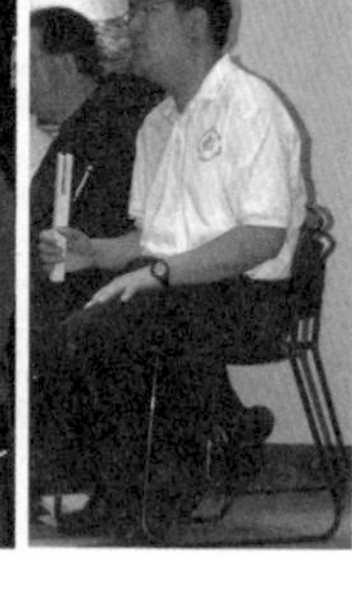

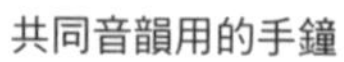

共同音韻用的手鐘

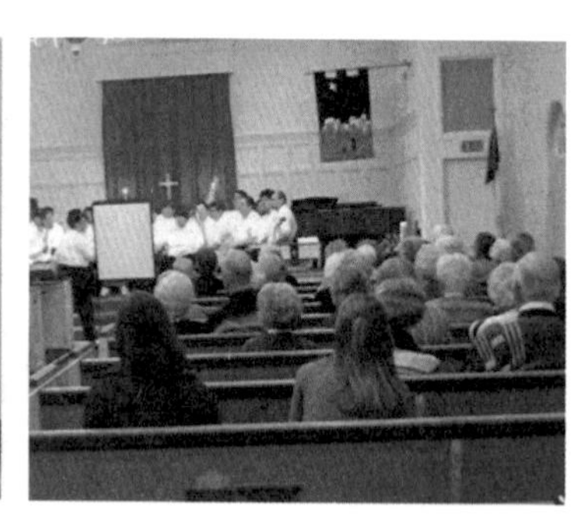

共同音韻在一家養老院表演

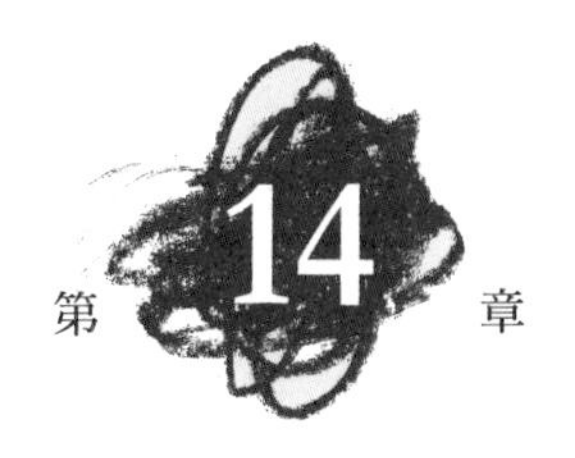

我來是為了要服事

你們若留意聽從我今日所吩咐的誡命，愛耶和華你們的神，盡心，盡性，事奉祂。

——《申命記》11：13

正如人子來不是要受人服事，乃是要服事人，並且要捨命做眾人的贖價。

——《馬太福音》20：28

思諦從小在家裡就很喜歡跟在我們身邊轉，並嘗試幫忙他能夠做的事。他喜歡把玩具、書籍、餐具及一些家庭小物品歸回原位。

他五歲左右時，我們買了一個二手魚缸養金魚。我們餵金魚時，他總是很感興趣地站在旁邊看。看到金魚上下游動追著食物時，他會笑起來並拍著手，來表達他的興奮。

有一天，我們朋友的兒子來家裡與小兒子思恩玩，過了沒幾分鐘，他發現思諦站在小椅子上，把整罐魚飼料倒進魚缸裡，然後興奮地看著魚兒游上游下地享受盛宴。思諦不知道魚會因為吃太飽而撐死，他大概覺得自己是在幫忙餵魚。朋友的兒子趕緊告訴我們發生了什麼事，我們盡可能把魚飼料撈起來。除了幾隻狼吞虎嚥的魚以外，大部分的魚都因我們撈走魚飼料而平安無事。

❖

我們住在愛荷華市的時候，有一個相當大的菜園，種了許多在當地雜貨店買不到的東方蔬菜。每天我們都花許多時間照顧蔬菜、拔除野草，思諦總是很喜歡跟著我們在菜園裡工作。我們試著教他分辨蔬菜及雜草的不同，然後讓他幫忙拔除雜草。可以在菜園幫忙，似乎讓他很興奮也很快樂。過一會兒，我們到他那邊角落看看他在做什麼，結果他正開開心心地把蔬菜連同雜草一股腦一起拔掉。

❖

思諦二十一歲那年的夏天，我們的朋友布萊特來我們家幫我們更換屋頂。布萊特需要幫手時，會請思諦的弟弟幫忙。思諦看到布萊特和思恩在屋頂工作，也很想上去幫忙，可是我們不確定他在屋頂走動時能否保持身體平衡。布萊特和思恩說他們可以幫忙注意他，於是思諦很快學會如何在屋頂走路，他甚至還可以幫忙拿些小東西從屋頂這一頭走到另一邊。有時候，他會停下來面帶笑容地從屋頂環視周遭鄰居，好像在告訴我們，他為自己已經征服高山感到驕傲。

從那以後，當思恩在學校忙的時候，我們就會請思諦上到屋頂，幫忙清除一些樹枝、樹葉或排水管上的碎葉片。他一直是我們屋裡屋外的大幫手。

思諦有很多獨特的特質，其中一個是當有人請他幫忙時，他總會丟下手邊正在做的事情，馬上有求必應。他從來就沒有因為被打斷正在做的事而露出不悅的表情。他從來沒有拒絕過任何要他幫忙的請求。

有時他可能會花比較多的時間，才取來別人要求他幫忙拿的東西，那通常是因為他無法找到那個東西，或是他不知道到底人家要他找的是什麼，而他無法讓別人瞭解他不明白所交付的任務。

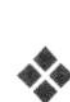

思諦十八歲時，有一位在教會很要好的朋友想為思諦做一些事。她提供思諦一星期一次，在教會幫忙把教會週日聚會報告單釘在一起。思諦就這樣忠心地持續做這件事達十五年。

思諦每週四下午就會去教會辦公室幫忙，他會花大約兩小時，把教會祕書剛打好的週日聚會報告單印出足夠的份數，按照順序排好，然後裝訂起來。教會平常用的一般釘書機不太容易操作，持續按壓了幾百下之後，手會很痛。後來一位很好心的教會執事發現一種方法，把釘書機固定在一個木頭架子上，然後放在桌上，再用電線連接到桌底下的一個腳踩機器，這樣思諦不必再用手，只要用腳踩就可釘好這些週日聚會報告單。

他認為那是他的工作，而不僅是個義務的幫忙。他很驕傲自己可以做這項工作，而且非常樂在其中。有些時候，教會秘書會通知我們那個星期思諦不需要去裝訂東西，他一聽到不需要去教會工作的消息時，我們便看得出來他很失望，好像剛剛有人剝奪了他所有的樂趣。

當然，現在所有的事情都可以用機器執行了，所以我們必須繼續找找思諦可以做的事。

思諦喜歡花時間待在廚房裡。十二歲時，他的老師開始帶他在學校的廚房工作，他學會清潔碗、盤、杯子、鍋子及一些餐具等等。

在家裡，我們也繼續讓他洗碗盤、餐後清潔餐桌等。他學會用手洗盤子，也會使用洗碗機。有些清潔工作或許做得不完善，但他都是真心要幫忙。因為洗碗機可以幫他把工作做得更好，所以他一旦學會了如何操作這個機器，就不再用老式的洗碗方式了。

去參加教會活動時，我們會志願做最後的清潔工作。思諦從來不會拒絕幫忙將桌椅收歸原位。他搬椅子、桌子的動作很快速，教會裡的一些人都很高興有思諦幫忙。

❖

他也很喜歡幫忙收拾用過的碗盤、杯子及餐具，拿到廚房去清洗。其實，使用洗碗機總是讓思諦既愉快又興奮。雖然有時我們並未被分配做最後清潔工作，他還是會到廚房去看看有什麼可以幫忙的。我們還必須告訴他這次沒有輪到他去廚房工作，或許下一次吧。那時我們可以看得出來，他有點失望呢！

❖

另一個也會讓思諦既高興又興奮的事，是做餅乾或荷蘭餡餅（bunket）。思諦大約十五歲時，我們教會裡的一些家庭希望鎮上能成立一所基督教會學校，他們進行很多次募款活動，其中有一次是販賣荷蘭餡餅及蘋果派來募款。在美國，大部分基督教改革宗教會的會員是荷蘭後裔，他們大多很喜歡這種荷蘭餡餅。那時，他們需要許多志願者幫忙做這些點心，思諦於是學會做這種餡餅，而且非常拿手，所以甚至到現在，我們還不時會做一些分送給朋友、親戚，或給教會辦社交活動時當點心。

思諦已經記住這道食譜，知道該去雜貨店買什麼材料。一旦買到這些材料，他知道怎麼把它們和在一起，揉成麵糰，然後把杏仁醬包在裡面，接著放入冰箱裡，過一段恰當的時間之後，再拿出來烘烤。

你可以看得出來，他真的非常喜愛製作這種糕點，整個過程中他臉上總是掛著微笑。

❖

搬遷到安娜堡後，我們便開始參加一年一度「為饑餓而走」的活動，它經常在十月初舉行。

有些人會報名加入行走六英里的路程，其他人則成為贊助者，捐出一定數額的錢，共同支持「對抗饑餓」。我們一直認為這是一個立意良善的活動，所以每年都報名加入「步行者」行列。思諦不明白大家為什麼要步行，但是當我們行走那六英里路時，他總是既高興又興奮。他總是戴著他的隨身聽耳機，而且跟著走得比較快的健行者走在我們前面，但他會在每一個主要交通號誌路口等我們。

當他跟著其他的「步行者」一起走時，我們不認為有任何人會注意到身邊有一位低功能自閉症者同行。他像其他人一樣行走，也同樣為了善事而行。

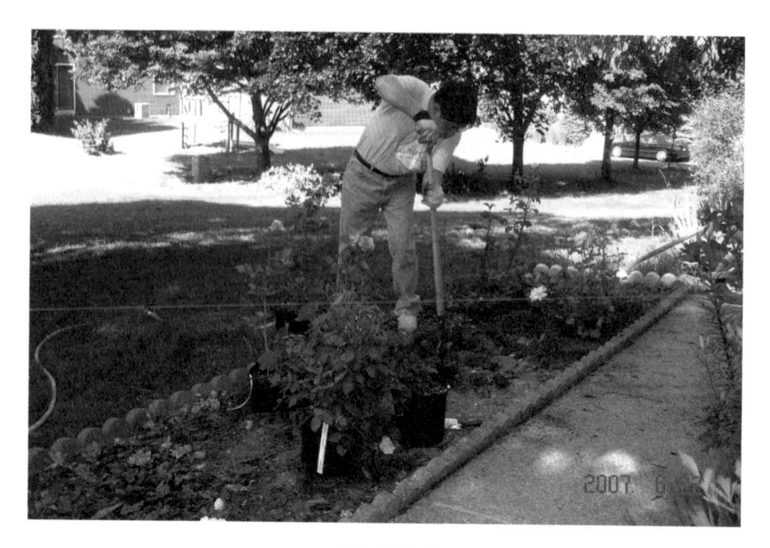

春天種玫瑰

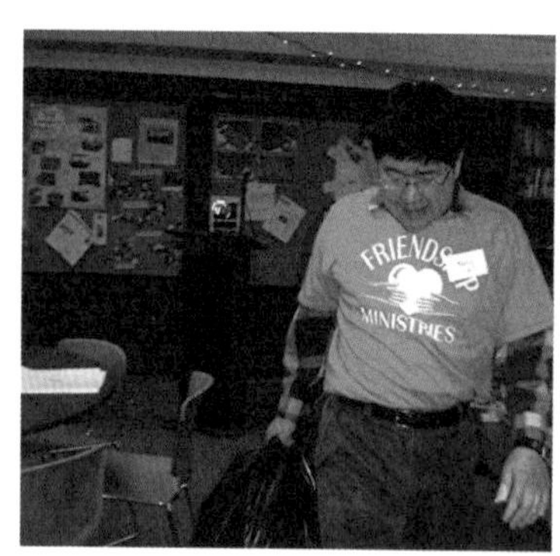

聚會後幫忙清理垃圾

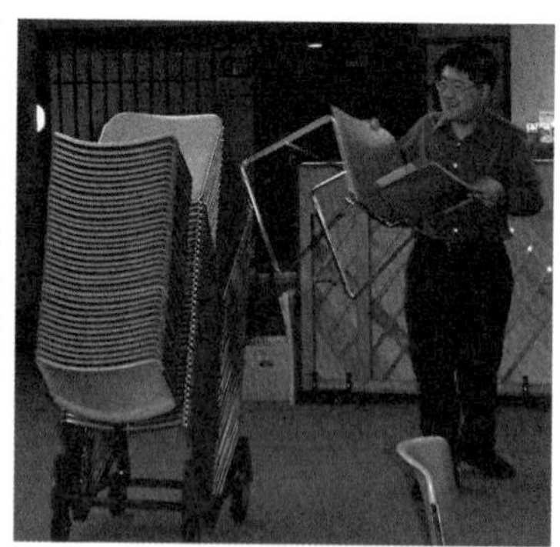

聚會後幫忙搬桌椅

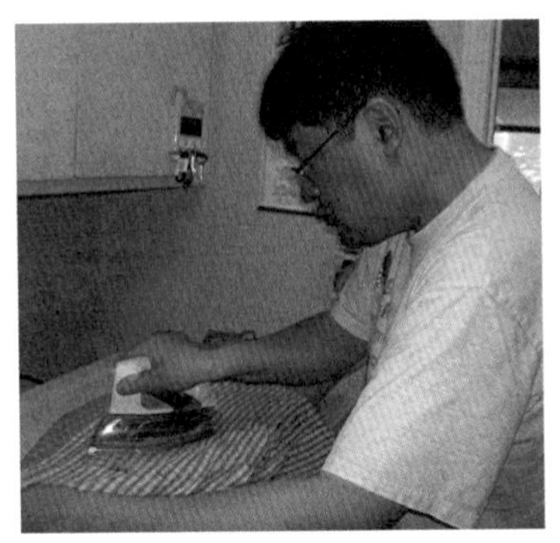

燙襯衫

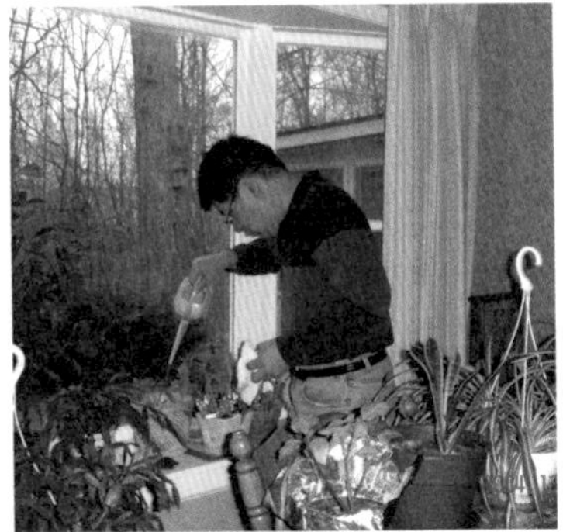

每星期一次澆水

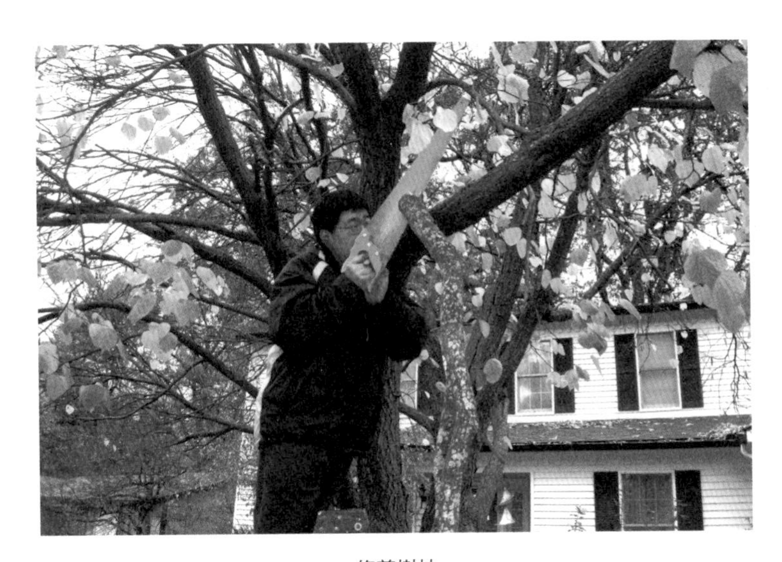

修剪樹枝

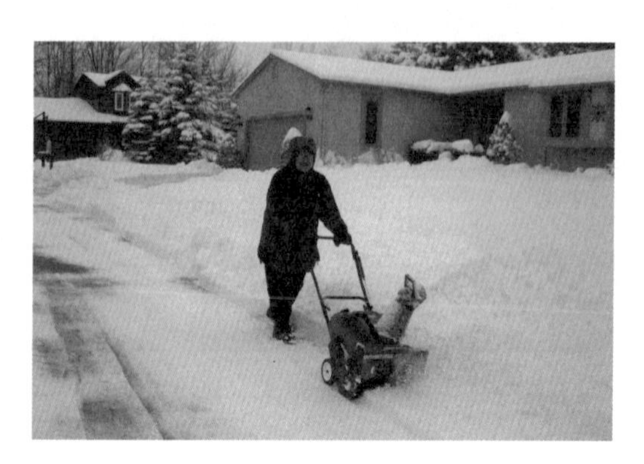

冬天為鄰居剷雪

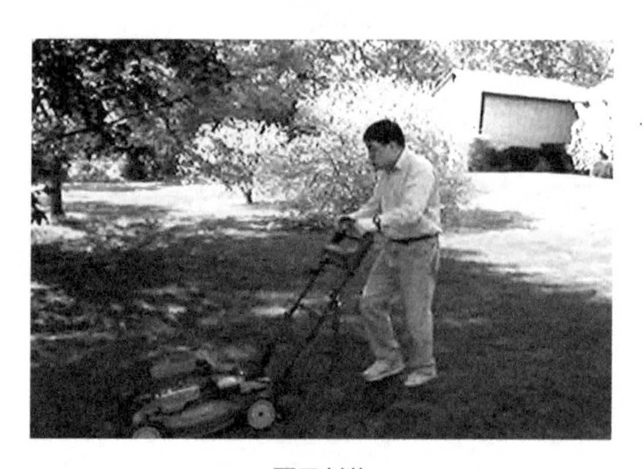

夏天割草

第 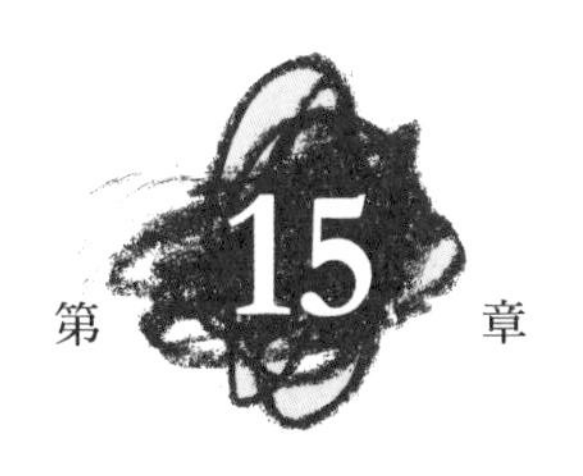 章

吃這餅喝這杯

可見信心與他的行為並行，而且信心因行為才得成全。這就成全經上所說的「亞伯拉罕信神，這就算為他的義。」他又得稱為神的朋友。這樣看起來，人稱義是因行為，不是單因信。

——《雅各書》2：22-24

所以無論何人不按理吃主的餅，喝主的杯，就是干犯主的身、主的血了。人應當自己省察，然後吃這餅喝這杯。因為人吃喝若不分辨是主的身體就是吃喝自己的罪了。

——《哥林多前書》11：27-29

在我們參加教會的頭幾年，其他教友們並未全然瞭解思諦的特殊需求。他在十五歲左右時，語言及社交發展僅大約二歲的程度，認知發展程度則大約五歲左右，因此他無法融入任何主日學的活動。教初中及高中主日學的老師們，覺得讓思諦加入他們不太妥當，他只好跟著我們參加成人主日學的課程。大部分時間，他都靜靜地坐著，有時會稍微在附近晃晃。我們常常感到好奇，在那一小時的主日課裡，他心裡到底在想些什麼？我們也很佩服、讚賞他的耐心。不過我們也試著想像，如果我們置身在講授量子物理學的課堂裡，那門學問對我們來說實在複雜到難以瞭解，我們根本一竅不通，這時我們在課堂裡會有什麼樣的感受？我們是否能夠安靜地坐在教室裡上完一整堂課，不顯露出任何不耐煩及無聊的態度？

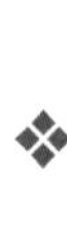

我們相信嬰兒必須受洗，但是我們在紐澤西東橘市參加的第一個教會，認為不應該為嬰兒施洗。搬遷到愛荷華市以後，我們有六年時間沒有加入任何教會。我們在思諦七歲時，成為基督教改革宗教會的會員。我們和牧師討論幫思諦受洗的事，牧師完全理解思諦的情況以及我們的期望，同意為思諦施洗。

在受洗儀式前，有好些天我們很擔心受洗過程中思諦會出現不恰當或是令人尷尬的行為。然而，一切的煩惱都是多餘的，思諦的受洗儀式非常令人感動而且美好。

❖

有許多年，思諦看到其他崇拜者領聖餐時，也希望能領聖體聖血。他不能理解為何他不能吃那些麵包、喝那些酒。根據基督教改革宗教會的教義，信徒要在眾人面前公開宣誓自己的信仰，完成堅信禮，才允許領聖餐，這個儀式通常在十六歲那年舉行。當思諦十七歲時，我們才與牧師討論這件事。他很熱忱地同意協助思諦完成這項宣誓信仰的儀式。

那年對我們的教會來說很不尋常，有十二個人要參加這項宣誓信仰的儀式。

思諦的弟弟思恩也準備邁出這一大步。知道思恩也會一起站在祭壇邊，讓我們對於思諦參加這項儀式的過程感到放心許多。可是，我們還是有點緊張，不知道他是否能夠回答所有的問題。一般傳統上，每一個要在會眾面前宣誓信仰的人都要接受幾個問題詢問，而他們應該要能恰當地回答。在那時候，思諦的語言能力仍然極為有限。還好，我們的牧師為思諦準備了三個簡短卻很重要的問題，而且可以簡短回答。

在聖靈降臨的那個禮拜天（Pentecostal Sunday）早晨，我們帶點焦慮卻興奮地等待重大時刻的來臨。年輕人一個接一個接受詢問，也都回答得宜。思諦被安排在最後一位接受詢問。他鎮定且耐心地站在那裡。最後，牧師問他三個重要的問題：「你相信神愛你嗎？你也相信基督愛你而且祂是為你而死嗎？你相信聖靈愛你而且一直幫助你嗎？」思諦很大聲地回答：「是的！」牧師重複思諦的回答說：「是的，你是相信的！」這時思諦的反應引來會眾爆出笑聲及掌聲。

思諦在那天特別高興，因為他吃到了麵包，喝下了聖杯裡的酒。那是他第一次領受聖餐。

❖

有些人可能會懷疑，思諦是否知道上帝是誰，他到底明不明白聖餐是什麼。他可以吃這麵包及喝這酒嗎？

他從未提及信仰的事，因為他沒有足夠的能力來表達他的想法及感覺。我們常好奇他心裡在想什麼？他是否和我們感受到同樣的快樂及痛苦？他怎麼看待我們及別人？他與周遭的人們，尤其是教會裡的人，互動的經驗是什麼？他是否感受到神的愛？他從未用語言與我們分享他的感受，可能永遠也無法分享。但是有一點我們可以確定，那就是他愛聽也愛唱「教會的歌曲」。不管在家裡或旅行途中，只要情況允許，他會一遍又一遍地聽他的教會歌曲CD；這可能只是他的自閉行為之一，然而有無可能是因為他也愛神？

可確定的是，思諦很喜歡去教會做禮拜、參與教會的社交活動及義務工作。他總是喜歡服務別人。他總是很滿足、快樂，從未對誰生氣，不會對誰有惡意，也沒有任何敵人。我們不知道這世界上有多少人像思諦這樣，有一顆純淨的心。

他能吃這麵包、喝這酒嗎？

我們和我們的牧師都認為，在他公開宣誓他的信仰那天，這些問題已經得到回答了。

❖

我們現在看到的，是思諦引導著我們禱告，也引導我們與主耶穌深入溝通。當我們與思諦領受聖餐時，我們看到主耶穌在思諦身上所展現的純淨、平和以及對生命與這個世界的熱愛。現在當我們聽到主耶穌的話語：「吃和喝罷！這是我的身體，給你們的。」我們有了一種全新的領悟：神已經變成為我們的身體，讓我們可以觸摸得到並得到治癒。《馬太福音》第二十五章第四十節告訴我們：「無論你是在我兄弟中最小的一位身上做了什麼，你就是做在我身上了。」從思諦身上，我們看到與耶穌的交流，觸摸思諦就像觸摸活生生地活在我們之中的基督。

如今我們週日去教會做禮拜時，思諦能全程參與所有儀式。他甚至會提前察看下一個儀式是什麼。唱聖歌的時段是他最喜歡的部分；看到其他人在拍手時，他也會加入一起拍手。他嘗試跟著一起禱告、閱讀經文，即使他無法理解其中的意義。

我們會幫他準備一些錢，讓他放在奉獻盤裡，而他很喜歡將錢奉獻出去。到了會眾彼此打招呼的時候，他會和任何人握手，即使是那些不想握手的人。有時他會重複握同一個人的手。

講道時間對他來說，仍然是難以全神貫注的部分。我們已經教會他如何透過《聖經》首頁列出的經書頁碼，查尋某些經句。只要他找到福音書的頁碼，就可以找到牧師接著要講道的章節。

我們有時在想，也許他沒有在聆聽牧師的講道，因為他實在不懂講道的內容，可是有時候牧師說出一些他熟悉的字，如「披薩」（Pizza），他會大聲跟著說出這個字；或是聽到「站起來」（stand up）時，他會很自然地在講道還在進行之際就站起來，我們都會感到不好意思，叫他趕快坐下。

我們終於瞭解，這就是思謗虔誠參加禮拜的表現方式——他盡他最大的努力，試著和別人一樣全心投入整個禮拜。

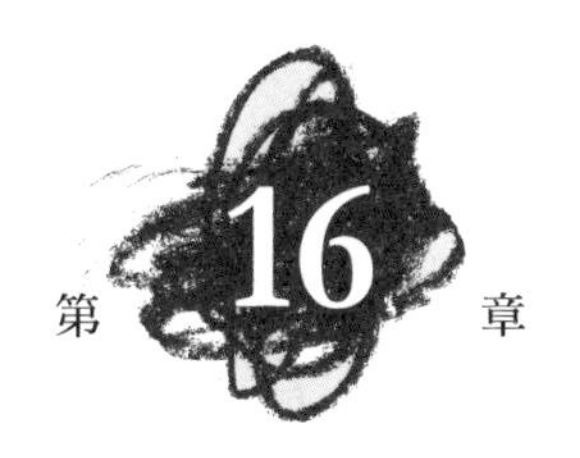

思諦的事奉

虛心的人有福了，因為天國是他們的……溫柔的人有福了，因為他們必承受地土…… 清心的人有福了，因為他們必得見神。使人和睦的人有福了，因為他們必稱為神的兒子。為義所逼迫的人有福了，因為天國是他們的。

——《馬太福音》5：3,5,8-10

我親愛的弟兄們請聽，神豈不是揀選了世上的貧窮人，叫他們在信上富足， 並承受祂所應許給那些愛祂之人的國度。

——《雅各書》2：5

神卻揀選了世上愚拙的，叫有智慧的羞愧，又揀選了世上軟弱的，叫那強壯的羞愧 。

——《哥林多前書》1：27

大部分的人將思諦視為「殘障」之人，認為他無法貢獻什麼，只是家人跟社區的負擔。只要人們一直如此看待他，他對其他人的真正貢獻就不會被認可。然而，思諦不易為人理解的生命，正是他獻給人們的無形事奉。

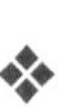

思諦沒有獨特或令人震驚的才華或美德，但是我們深信，思諦的「殘障」見證了神的愛。思諦是一個缺乏許多能力的人，他無法透過語言或書寫來表達自己心中所思所感；然而，他同時也是一個完整而受到祝福的人。藉由他的「殘障」，他成為神展現恩典與愛的獨特工具。

思諦專心不移卻很少執迷耽溺，也沒有世俗的野心占據他內在的靈魂；他的心隨時準備完全奉獻給神。

他的「殘障」變成神賜予的禮物，對他來說，神永遠不是追求智慧或情感依賴的對象。他對神的愛，也只能被那些願意接受他的本相的人們所認知。就這個層面而言，我們看到的是一種與耶穌的行誼相似的生命，而只有那些願意承認他是由上帝所遣而來的人們，才能接受這一點。就如耶穌告訴他的門徒：「誰以我的名來歡迎這個小孩就是歡迎我；誰歡迎我就是歡迎那位送我來到你們當中的；因為在你們當中最小的，他是最大的。」（《路加福音》第九章第四十八節）

許多、許多年以來，我們努力試著讓我們的生活更充滿靈性。我們一向知道，為了更接近神，必須滌空一切塵俗的思慮，讓阻撓我們深入與神溝通的種種想法、情感、感受及激情逐漸消失。然而，就像俗話說的，「說比做容易」。不過，天天和思諦一起生活的這四十年改變了我們。我們與思諦的相處，讓我們能用新的眼光、新的感官來面對周遭一切，我們從未預料過改變會如此之多。

在照顧他的每個日子裡，我們一直感受到一種私密的愛在心中浮現，超越了所有的照料工作。每天與他共處的時時刻刻，都是一種純淨的禮物，容許我們沉思靜想，而在這之中，我們一起接觸到了神的某些東西。與思諦緊密地生活在一起，不止讓我們更接近自己的脆弱與軟弱，也幫助我們看到神，並感受到祂的仁慈與愛。

思諦一成不變的安靜彷彿告訴我們，我們常常說太多話了。我們應該更安靜一些，如此才能聽見其他人的需求，然後給予幫助；也才可以聽到其他人的好消息，並與他們分享快樂。我們需要安靜下來，才可以聽到自己內在的聲音及神的聲音，引導我們過更有意義的生命。

思諦可以長時間平靜地坐著，享受聆聽「教會的歌曲」。這似乎突顯了我們不停奔波的狀態，彷彿生命正在遭受沒完沒了的災難。

他以他安靜、微妙的方式告訴我們，我們太沒耐心、無法安頓。我們有太多的焦慮、害怕，卻沒有足夠的時間靜心、默想。

他已經向我們展現，我們必須放慢腳步，盡量享受神給予我們的平和、崇高的樂音、精美的繪畫、美麗的自然風光，以及優質的圖書等等。

❖

思諦對自己的生活心滿意足，而且總是快快樂樂。這也提醒我們，個人至上、物質享受以及感官刺激是如此地掌控及驅使著我們的生活。我們對自己的成就及生產力太過憂慮。我們也受到一些顧慮所牽絆，例如：我們該怎麼說？以及，當我們這麼說時，別人會如何回應？我們要寫些什麼？別人是否會喜歡我所寫的？

然而一直以來，思諦的存在就在告訴我們：「不要擔心，神會照顧我們的。神的愛和我們對祂的愛比任何事物都重要。看看我，我沒有任何名利，我沒有得到任何獎賞，但是我非常快樂、滿足。」

❖

思諦從來沒有抱怨過任何事或任何人。他總是如此順從，樂意做任何人要他做的事。他從未在言語上冒犯他人。他從來不需費神馴服自己的舌頭。他的行止讓我們從新的角度去理解：「當話太多時，罪就不會缺乏，但是一個人能控制他的舌頭時就是一個有智慧的人。」（《箴言》第十章第十九節）

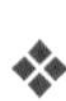

思諦對我們的全然信任及依賴，也在教導我們一個重要的人際相處之道。他無聲地告訴我們：「當你們全然地愛我，我才可以過得有意義而且快樂。」

他很清楚地催迫我們看清，唯有慈悲才能實踐我們身為人類的天職。這個催迫，督促我們用愛再次檢視我們生命裡與每個人的關係。我們開始看到，無論我們認為自己有多麼獨立、多麼自給自足，但我們絕大部分的生命，包括成功、財富、健康及人際關係，事實上都依賴著他人所做的種種決定。我們需要他人，需要對他人付出愛與關懷，從中汲取支援與後盾以完成我們的使命。透過思諦，我們學到了關於生命的真諦：當我們堅強時，要付出我們的愛；當我們脆弱時，要接納別人的愛。假如我們都希望活得有意義、平和而快樂，我們就必須全然無條件地彼此相愛。

❖

我們從思諦身上學到另一種看似矛盾的人類相處之道，就是：「付出關懷」的價值不僅在於付出，也在於獲得。將思諦照顧好，於是思諦可以照顧我們。是他讓我們瞭解到，我們能夠給他的最大禮物，是敞開胸懷接受他給予的珍貴禮物：和平與愛。這種相互交換的結果，讓我們和他都變得富足。我們變得更成熟。於是，照顧思諦變成一種特殊的恩典，而不是一種重擔。

❖

我們一直過著「忙著做許多不同事情」的世俗生活。有好多年我們不斷自問：如果有一天我們被允許上天堂，我們受得了整天唱聖歌、追隨著神的生活嗎？就算我們可以，我們是否會一直都快快樂樂的？但是現在，透過思諦，我們開始更明白為何耶穌告訴我們：「我告訴你們這個真理，除非你們改變及成為小孩般，你們將不會進入天堂。」（《馬太福音》第十八章三節）而使徒約翰也警告過我們：「我已經警告你們世俗間的事而你們不相信，那你們又怎會相信我所說的天堂的事情呢？」（《約翰福音》第三章第十二節）

在經由思諦而聽到或看到有關神的應許之前，我們並不太相信天堂的生活是平和、快樂的。而現在，我們看到思諦及許多和他一樣的人都像「小孩子」般，有著純淨的心而且常常輕易便感到滿足。我們都知道，不需要大費周章就可以讓小孩子們快樂。假如思諦和那些如他一般的人們能夠在世上擁有平和及愉悅的生活，我們就應該相信我們在天堂的生活將更平和、愉悅。

從思諦及如他一般的人們身上學習到越多經驗，我們就越是相信可以在這俗世中感受到天堂的滋味。只要我們允許自己轉變成如同「小孩」一般，我們就能夠相信更多關於天堂的事情，然後徹底轉化，真的成為「小孩」。

❖

思諦真的是神賜給我們的禮物。他教導我們成為更好的父母親。透過他，我們變得更仁慈、更有耐心及愛心去面對許多有殘疾的朋友和他們的家人。他幫助我們感受到與神更加親近，而且開始一天比一天更清晰地看見祂的容顏。

比起任何其他人，思諦更能讓我們與自己內在的自我、我們的社區及我們的神產生連繫。他是我們有責任要照顧的人，但是他反而以如此強烈得難以置信的方式，引領我們進入他的內心及生命經驗裡。我們已經照顧他四十年了，我們對他的愛已經如此之深，他是神賜予我們的無價禮物。

他永遠無法告訴我們他靈性上的歷程，但是關於神的愛及恩典，他所教給我們的，超過任何書本或神父、牧師、神學家所能教導的。他是上天賜給我們的性靈老師和指引；是我們至愛的朋友；是我們所知最易受傷害同時卻也最有力量的人。

對大部分與思諦接觸或工作過的老師、心理師、語言治療師、社工師、醫師、牙醫及政府人員來說，思諦只不過是位學生、顧客或病人。他們並非都有機會認識到他美麗的心靈及溫柔的心。但是在思諦生命中有幾位很特殊的老師，他們可以看到神賜給思諦的美麗靈魂，瞭解他擁有一顆平和及溫柔的心，樂意去服事，總是滿足而快樂。這些人能體會到真正的關懷是相互付出的。思諦和其他類似的學生也能讓他們有學習的機會，因而可以進一步豐富他們自己的生命。

❖

我們也看到，一些直接與思諦面對面接觸的人們，在態度上出現很明顯的改變。思諦被安排在一般班級時，他的體能老師在那以前從沒教過類似思諦這樣的學生，可是她願意讓思諦去上她教的體育課。她特別費心安排一位一般學生與思諦搭配成組，藉此讓思諦可以參與她班上的所有活動。我們相信透過「互相扶持」的精神，使她瞭解到思諦及類似思諦這樣的學生也能給予她及其他一般學生一些寶貴的功課。從那以後，她開放她的班級讓更多特殊學生來上課。

在高中的融合課程中，思諦也上過包括電腦基本技能的商業課程。他的電腦老師是一位充滿愛心及同情心的人。她同樣也沒有教導思諦這類學生的經驗，但是她對思諦很有耐心。當她發現一般正規教法對思諦無效時，她願意在課後花更多時間，嘗試用不同方法幫助思諦學習。每次我們與她碰面一起檢討思諦的學習進展時，總是聽到她讚美思諦的耐心、樂於學習，以及思諦如何幫她成為更好的老師。

當我們去見思諦上班的藥妝店經理，檢討思諦的工作表現時，他告訴我們：「我對思諦的工作表現沒有任何質疑，他的工作態度極為優秀，假如我所有的員工都有和他一樣的工作態度，我的工作就更輕鬆了。」

這位經理是神派來給所有殘障人們的。多年來他僱用了許多殘障人士，我們相當確信，雇用思諦的經驗更加支持他聘雇殘疾人士的理念。假如那是他的使命之一，我們可以看到思諦協助他完成了。

我們可以看到思諦的精神感動了許多專業工作者，他在他們心中已然占有一席之地。我們希望當他們告訴別人有關思諦的故事時，也能記起他充滿和平、耐心、誠實、溫柔、愛與歡樂的精神。他的精神會引導他們完成自己的任務。

思諦不需要向當地學校的董事會爭辯，證明為何他和其他類似的學生需要進入一般正規教育。他不需要向當地的就業單位爭取平等的就業機會。他不需要演講或是寫書，來向大家宣揚他和平與愛的訊息。他本身就是一位活生生的例子，向世界展現為何所有神的孩子都應該受到平等對待。

思諦和類似他的人們，對我們這個破碎、脆弱及失敗的廣大世界來說是個提醒；我們並不是沒有殘疾，只是我們視而不見。思諦和類似他的人們讓所謂「正常的」人們有機會用不同的方式，思考他們自己的生活、目標、渴望，以及人道關懷、互相尊重、互相扶持的精髓。

❖

有些時候，一些新的教會成員發現思諦的「殘障」時，會說：「喔！很遺憾他有自閉症。我會為他及你們禱告。」其他比較資深的教會成員則會過來告訴我們，他們在週日禮拜看到思諦彈奏著自鳴箏唱出「上帝如此美好」的歌曲時，有多麼感動。而教會的老朋友則會嘗試對思諦說聲「嗨」，雖然他大多沒有任何回應，但是這些老朋友下次見面時還是會和他打招呼。他在我們教會的存在，的確讓教會成員有機會去練習明知不會馬上獲得回應，仍然去愛其他弟兄及姊妹的情懷。

由於思諦需要一些靈性課程及社交活動，於是教會成立了一個友誼團契（參閱本書第八章）。許多教會成員因為有機會與思諦及其他有特殊需要的人成為朋

友，並為他們服務，而能用不同的角度去思考他們與耶穌及「最小的兄弟和姊妹」的關係。多年來，這些志工「導師」有許多深深地被這群最脆弱及無力的年輕男女感動，他們一再地每年回來擔任有特殊需求的人們的「朋友」。每次團體聚會的時候，他們都好像很高興看到彼此，他們會互相擁抱並迫切地分享各自的生活，彷彿久未見面的老友——事實上他們兩週前才見過了面的。看到這種發展，真的讓我們非常欣慰。

經由思諦和他的特殊朋友們，我們學習到「匠人所棄的石頭已做了房角的頭塊石頭」（《彼得前書》第二章第七節）的新意義。

這些年來，思諦的故事受到一些專業雜誌、新聞通訊及一份地方報紙報導。我們也聽到一些父母親及祖父母說，讀完故事後如何受到感動。這一定也是思諦的種種事奉之一：服侍那些照顧身心障礙人士的人們。

思諦被派遣來傳遞好消息給我們。他以前跟現在都是神所疼愛的孩子。他的任務及服事都是獨特的，因為他完全沒有意識到他周遭發生的一切。他不瞭解何謂任務、使命、療癒或服務。他沒有任何策略或計劃去執行他的任務及完成他的使命。他就是這麼簡單、安靜及獨特地存在，並對我們展現他的平和與愛。他是神愛與恩典的寂靜見證者。他帶來神的訊息：「生命是一種禮物，我們每一個都是獨特的，因名字而被認識，被造就我們的人所愛。他的愛不需要依賴我們的長相、我們擁有什麼及我們成就什麼。」

思諦的存在告訴那些接近他的人們：「看看我，神愛我如我所是，神愛你們就如同愛我一樣。」思諦的事奉沒有期望任何回報。他的事奉是純淨並開放給任何人，只要他們想成就這個已經分配給我們每一個人的事奉。

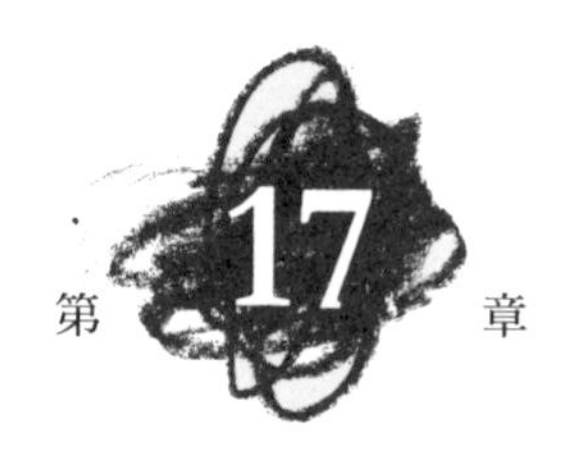

旅遊各地去看世界的美好

我所見為善為美的，就是人在神賜他一生的日子吃喝，享受日光之下勞碌得來的好處，因為這是他的分。

——《傳道書》5：18

思諦九個月大時，逸周剛完成他在紐澤西的第一年精神科住院醫師訓練，接下來要到愛荷華大學繼續完成住院醫師訓練，於是我們打包所有的家當放進拖車裡，一路開往愛荷華州的愛荷華市。這趟車程相當漫長而且艱難，因為我們從未在車子後面掛著拖車跑。逸周在那時也還沒有太多開車的經驗，而且美玲已懷孕四個月，又要在後座照顧思諦。那天思諦還拉肚子，需要頻頻更換尿布。除此之外，思諦倒是不哭不鬧，是個很乖巧的旅人。

在那之後的幾年，我們開過很遠的路途到各州去拜訪親戚和朋友。思諦一直都很喜歡旅行，也從來沒有給我們添麻煩。他在車子裡喜歡聽音樂。思諦十一歲大時，我們一家甚至一路開車到西岸的西雅圖，然後北上到加拿大溫哥華去拜訪一些老朋友。

他仍然無法與我們拜訪的大人們說話溝通，也無法與我們朋友的小孩一起玩。

但是朋友們不認為思謙和同齡的孩子們有什麼不同，所有活動都不忘思謙的份。能有這樣體貼的朋友，我們感到非常欣慰。我們全家享受了兩星期非常愉快的假期。即使到今天，如果問思謙我們哪一年去溫哥華，他馬上便能回答是一九八五年八月。

思謙十三歲時，逸周有一個回台灣工作的機會；我們希望帶孩子們回去拜訪，並看看他們是否喜歡在一個截然不同的新地方居住。這是兩個孩子第一次搭飛機。我們不曉得思謙對這趟長途飛行會有什麼反應，所以決定中途在夏威夷短暫停留，這樣整個旅程就會變成兩個短程的飛行。

結果，思謙在飛機上適應得很好，不是聽音樂就是在睡覺。他需要上洗手間時會告訴我們，我們其中一人就會在洗手間外面等他，以防他需要一些協助。

在飛行的某段時間裡，我們大家都睡著了，醒來時發現思謙面前有一個餐盤，原來他在我們睡著時已經吃完他的餐點了。但他是坐在靠窗的位置，到底他如何與空服人員溝通及取得餐點呢？我們永遠也不會知道。但不管怎樣，我們為他感到驕傲，不需要再為了帶思諦搭飛機旅行而擔心。

從那以後，每次我們告訴他要去台灣，他一定問：「兩次飛機？」他一直記得我們必須在中途短暫停留。

有一年我們去香港，搭一小時的渡船去長洲島拜訪一些親戚。在渡船上思諦一直注視著海水，而且一副很享受乘船的模樣。從那次經驗後，我們一直沒忘記他很喜歡看水，之後就帶他搭過好多次船。

思諦快二十三歲那年，逸周被邀請去紐西蘭的威林頓（Wellington）演講，思諦也一起去。我們計劃開完會後去紐西蘭南島玩幾天，然後去澳洲再玩幾天。我們也沒忘記思諦喜歡在香港搭渡船的經驗，所以演講結束後我們便搭乘連結島間的渡船，從威林頓橫過海洋到紐西蘭的南島，這是思諦另一次值得回憶的乘船經驗。

❖

思諦二十五歲時，我們第一次參加加勒比海郵輪旅遊。由於我們沒有搭過任何郵輪，所以訂到一間只有一扇窗戶的船艙。在郵輪上，思諦會坐在窗戶邊好長一段時間，注視著海洋。有了這個經驗後，後來搭遊輪去阿拉斯加旅遊時，我們就知道要訂一個有陽台的船艙，這樣思諦就可以坐在外面邊聽他的CD邊欣賞風景。果然，他真的花很長的時間坐在陽台的椅子上，看著海水聽音樂。

他喜歡郵輪上的食物，尤其是自助餐。我們必須常常提醒他不可以吃太多，才不需要跑步或游泳來「減肥」——他是這樣說的。他真的很高興和我們一起去旅遊。

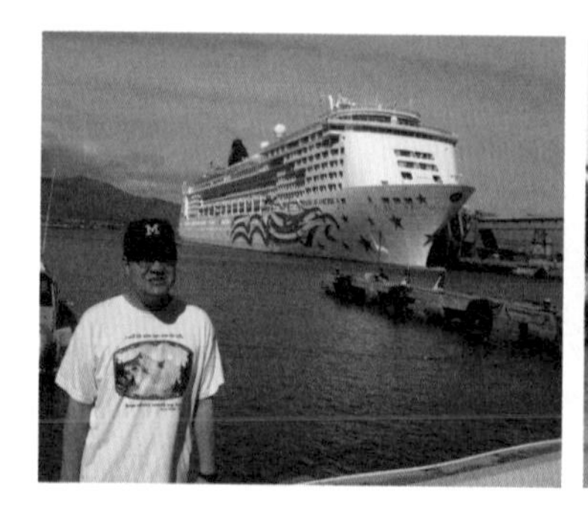

西加勒比海郵輪旅行

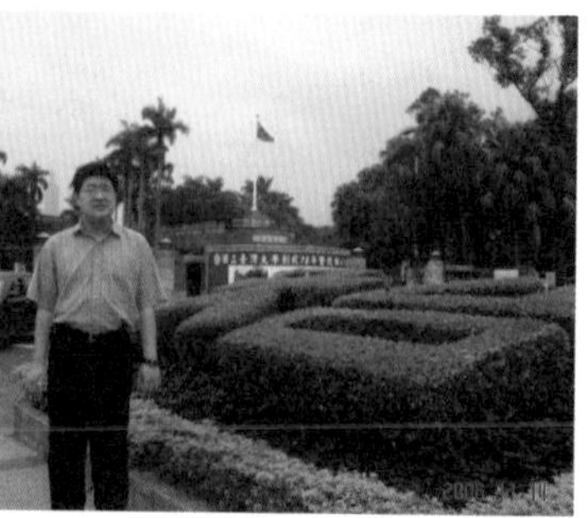

台大校園

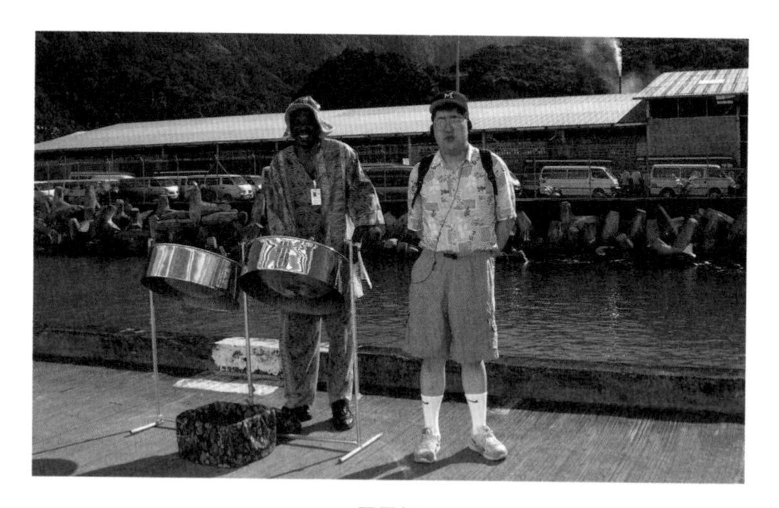

牙買加

我們常常想去一些歐洲國家旅行，所以在思諦三十一歲時，我們第一次搭地中海郵輪（Mediterranean cruise）去旅遊。我們先飛到羅馬，好讓我們有幾天時間可以參觀古羅馬競技場及梵蒂岡。這兩個地方都是遊客大排長龍，我們擔心思諦會煩亂不安。然而就像平常一樣，他表現得很好，和我們隨著人潮慢慢移動。

西斯汀教堂（Sistine Chapel）是如此的富麗壯觀，我們試著指引思諦欣賞那些美妙的繪畫。思諦常常被電視中看到的教宗所吸引，所以能帶他來參觀這些教堂，告訴他教宗就住在那裡，真是一件美好的事。我們甚至登上聖彼得大教堂的屋頂，往下俯瞰聖彼得廣場以及梵帝岡城區。我們返家後，只要電視播出梵蒂岡的影像，思諦便能指認出來。

郵輪帶著我們前往龐貝城（Pompeii）、那不勒斯（Naples），在那裡我們走在遭到毀壞的街道上。然後我們去到威尼斯（Venice），看到許多鴿子四處走來走去，我們便買了一些麵包給思諦餵鴿子。我們也很享受搭船橫跨大運河的風景。

下一站則是前往西班牙巴塞隆納（Barcelona）觀賞一座高第（Gaudi）未完成

的天主教堂，我們盡量往教堂的頂上走，觀賞那些雕像。

這次旅遊的最後一天，我們去看比薩（Pisa）斜塔。我們嘗試讓思諦明白這個塔不是直立的。或許日後拿出我們所拍的照片給他看的時候，他就會瞭解了。

思諦三十九歲時，我們帶他搭遊輪遊多瑙河（Danube River），那是另一種不同的遊輪，船上沒有游泳池、沒有自助餐、沒有太多娛樂設施，遊客大部分是退休人士，思諦可能是船上最年輕的一位遊客。

旅程中有一段需要走很多路，但思諦一點也不在乎。當我們抵達德國紐倫堡（Nuremberg）參觀時，導遊請思諦和另一位旅客幫他拿著巨大的地圖，好讓他可以向大家介紹這個城市。我們很擔心他可能無法拿太長的時間，但是讓我們高興的是，他的身體沒有動得太厲害，遊客可以清晰地看到導遊在地圖上指出的每一個景點。介紹完景點後，我們都鬆了一口氣。

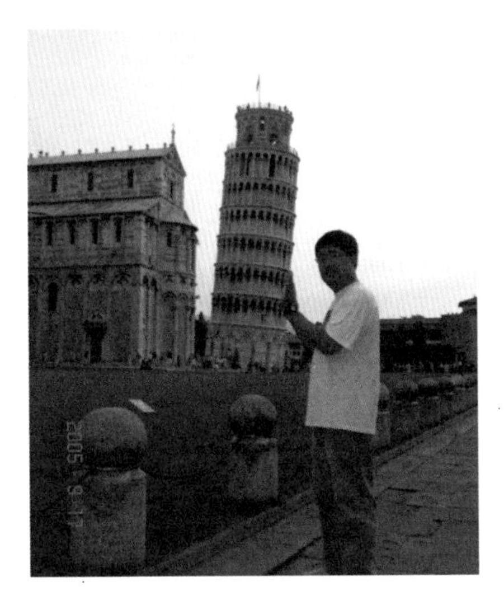

義大利比薩斜塔

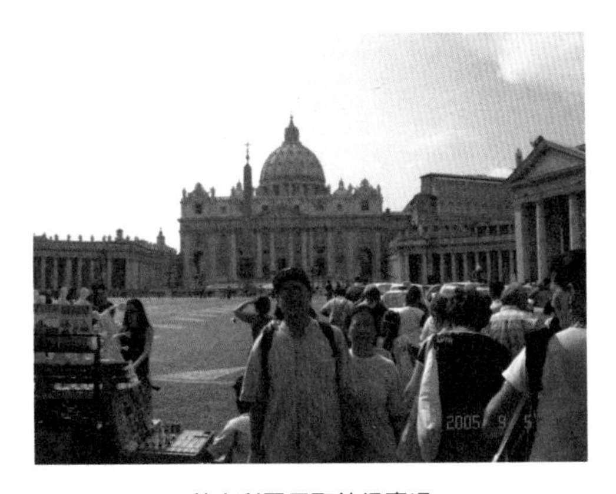

義大利羅馬聖彼得廣場

在維也納時，我們去聽了一些音樂會，思諦能夠和我們坐著聽完全場，他似乎也很享受那些音樂會。

我們也察覺到，思諦也喜歡搭火車，每隔一段日子他會講：「搭火車。」他一定是記得一些我們搭火車時發生的趣事。所以到了紐西蘭南島的北端後，我們就搭乘太平洋海岸線火車去基督城（Christ Church）。如果從威林頓搭飛機到基督城，只需花兩個小時，而搭船再加上火車則大約需要六個小時，但是為了思諦，這樣的安排比起搭飛機要有趣得多，而且值得回憶。

到達澳洲後，我們去參觀了有名的雪梨歌劇院（Sydney Opera House）以及水族館。從雪梨我們又飛去墨爾本（Melbourne）拜訪一些朋友。我們又再搭一次火車去市區參觀，也去了墨爾本動物園。思諦真的很享受這些火車旅遊。

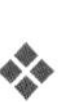

有一年我們去拜訪日本的古都京都，然後必須從大阪飛到東京去趕搭飛往台灣的班機。因為知道思諦很喜歡坐火車，我們決定不搭飛機，改搭乘子彈列車前往東京。搭飛速的火車真是一個極為特別的經驗。

經過這些年，我們帶思諦參加過多次在美國各州及加拿大的會議兼度假，有時候他必須待完全場會議，而他也都很耐心地坐在會場裡。通常我們會帶著他的CD、耳機或是一些單詞搜尋的書籍，讓他能有些娛樂。

一九九九年四月，我們開車去俄亥俄州的克利夫蘭開會。快到旅館時，我們發現旅館的對街有一間鮑伯伊凡（Bob Evans）餐廳。我們覺得這個旅館有點似曾相識。當逸周在櫃檯登記時，美玲問思諦我們以前有沒有住過這間旅館。她並沒有期待思諦回答，但思諦說：「一九九三年十月。」

我們沒有想太多，因為一般這種地區性會議舉辦的時間幾乎都會在同月份（上次便是在十月份），而這次會議卻是在四月份。但是回家後查閱我們的紀錄時，發現我們確實在思諦所說的時間住過這家旅館。那時我們才知道，他對我們旅遊時發生的事件及時間、地點，有絕佳的記憶。不過這也關係到我們詢問的方式，然後他才會給我們正確的答案。因此我們開始問他：哪一年我們去加拿大的溫哥華、阿拉斯加……等等。我們非常興奮地發現，他都能記得那些日期。

思諦十七歲時，我們被邀請到台灣進行一個醫學專題演講，因為不希望孩子們缺課，所以沒有帶他們一起同行。我們安排思諦的助理老師及另一位朋友，來我們家照顧他的日常生活。

我們也問思恩，他對於和思諦一起留在家裡有何想法，他告訴我們：「只要思諦負責煮飯及洗衣服，我就沒問題。」事實證明，思諦在做家事方面相當可靠。

雖然思諦很喜歡度假及旅行，在旅遊時他仍會想起他的工作。每天他都會提到在那一天他應該要做什麼工作，然後他會說或許他的工作夥伴會幫他完成。或許他對於自己在度假而沒有做他平常的工作，覺得有點愧疚吧。

思諦真的非常享受和我們一起去旅行，不管是搭飛機、乘船或搭火車。他從未給我們帶來任何問題。相反的，他是一位得力助手，尤其是在機場。他可以幫我們扛較重的皮箱，到機場櫃檯報到時幫忙看管我們的所有行李。登機後，我們需要他幫忙把隨身帶上飛機的旅行箱放進頭頂上的行李櫃，他身高夠高，可以順利完成這

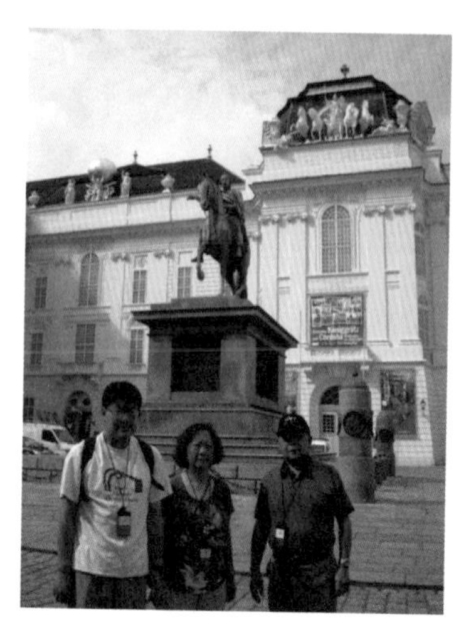

奧地利維也納

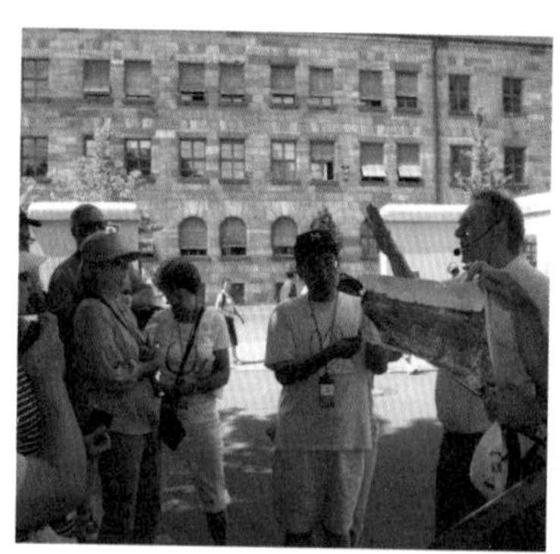

德國紐倫堡

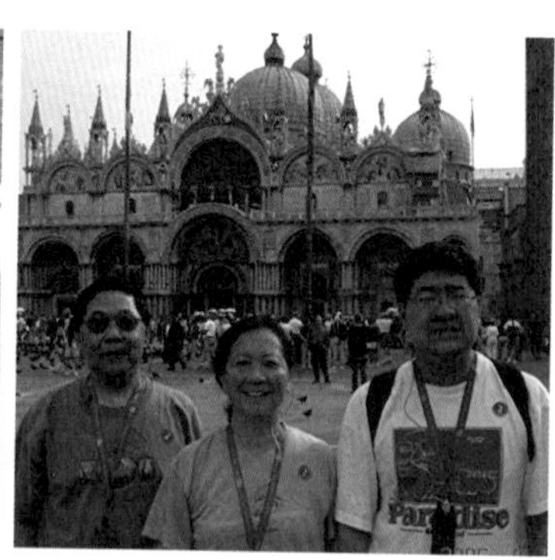

義大利威尼斯聖馬克廣場

個工作。

在澳洲墨爾本旅遊時，有一個晚上，我們去逛一家購物中心，並買了一些衣服。我們在商場的小廣場小坐休息一下後，不知為什麼，離開時竟然忘記帶走買好裝在購物袋的東西，而且過了好一陣子才發現。當我們回到曾經坐著休息片刻的小廣場時，已經找不到我們的購物袋了。思諦可能留意到我們因為丟失袋子而非常沮喪。從那次意外以後，每次旅行時，思諦都會緊盯著我們的行李。甚至在機場，有人要拿我們的行李去檢查時，他都不放手。我們必須向他解釋過一會就可以拿回來，他才會放手。多麼勤奮且忠心的守護者啊！

我們非常驚訝思諦面對不同的環境及文化可以適應如常。第一次在台灣使用廁所的時候，我們找不到一般的坐式馬桶，必須教他如何使用蹲式馬桶。有一些地方也確實很髒亂，但很欣慰的是，他如廁時對周遭的狀況並未大驚小怪。我們必須帶很多衛生紙及洗手液在事後清潔。

去日本旅行時，有一些旅館的馬桶甚至有一個電子按鈕，壓下後會有溫水沖洗，思諦很快就學會使用，而且還非常享受這個奢侈的變化。

第一次去台灣時，我們緊緊盯著思諦；我們不希望再次發生夏威夷旅館裡的電梯走失事件。去逛街買東西時，我們會告訴他要跟緊。但他還是很快就自己走開了，原來他不喜歡台灣夏天的炎熱，所以他會跑到店裡冷氣機所在的區域去，那也是通常能夠找到他的地方。

他真的很喜歡書店裡的食譜區，他雖然看不懂中文，但是很喜歡看裡面的圖片。他也會到音樂區去試聽一些CD，雖然他也不懂任何歌詞，但你會發現他邊聽邊跟著唱，享受每一個音符。

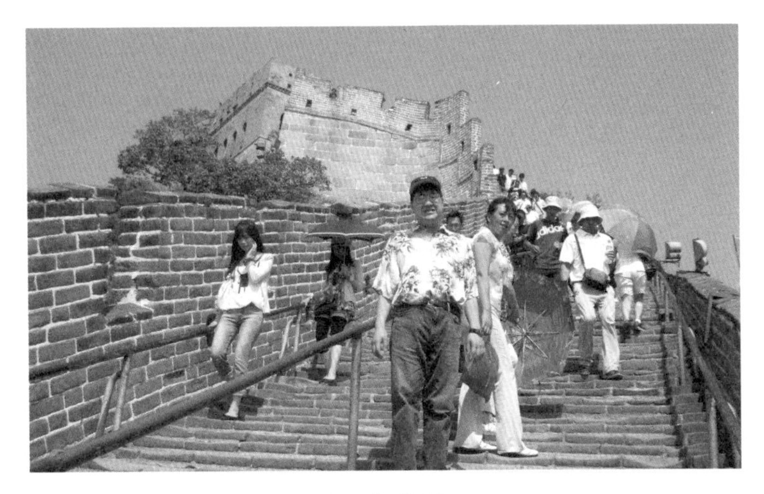

中國萬里長城

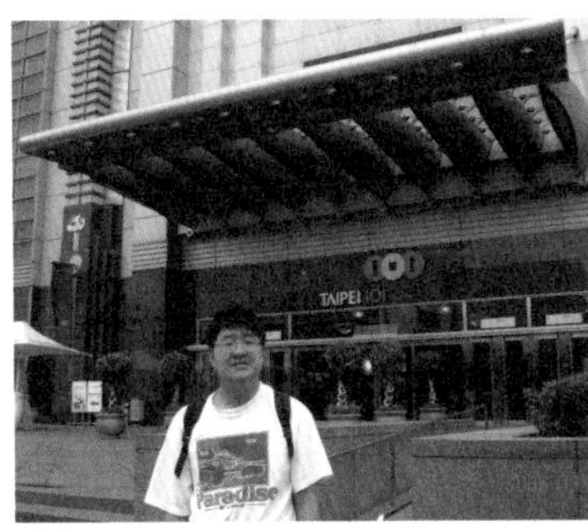

台北101

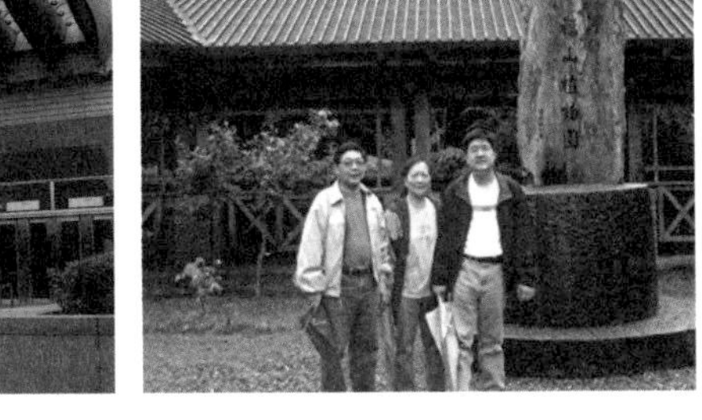

福山植物園

我們會嘗試許多不同口味的餐廳及食物。思諦似乎喜歡任何我們所點的餐點。我們曾在小巷子裡擁擠的小餐館用餐，他不會在意人多，人們也沒注意到他的不同。

我們希望他盡可能地嘗試各種新事物。

在日本旅遊時，思諦愛上了壽司及生魚片。他確實樂於嘗試不同的食物。他一直忘不了壽司及生魚片，常常要求去住處附近的日式餐廳。

在台灣的餐廳用餐時，我們必須請服務生給思諦湯匙及叉子，那時他還沒學會使用筷子。因此回到家後，思諦決定要學習如何使用筷子，逸周教了他幾次後，他很快就學會了。如今，他用起筷子來絲毫沒有問題。從那之後，出外旅行時都不必再麻煩服務生了。

❖ ❖

我們也帶思諦去理髮店理髮。理髮時，思諦和理髮師並沒有交談，因為理髮師只會講中文；其實這樣也不錯，理髮師就不會發現他說話怪怪的了。

有一天我們在火車站等車，發現有一位老先生在幫候車旅客擦皮鞋，於是我們請老先生為思諦擦鞋。思諦既喜歡也享受這樣被服務的感覺，而且高高興興地從自己的錢包（我們事先已放入錢）拿錢付給這位老先生。

在台灣的短暫停留，似乎帶給思諦一段美好時光，因為我們返家後，他常常喜歡一再翻看我們拍的照片，或許是在回味那段美好記憶。

❖

這些年來，我們去過中國大陸很多次，攀登過多次有名的萬里長城。如果放任他的話，思諦可能可以走到最高處再折返。他走得很快，我們跟不上他，所以他必須半途返回來與我們會合。他喜歡從高處欣賞風景。我們知道他有一段美好時光。

雖然多次旅行在進出海關時都很順利，可是有一次卻出了一點小麻煩。去櫃檯報到時，旅客必須回答一些問題，諸如：「是你自己打包自己的行李嗎？有人碰過你的行李嗎？你有幫別人帶一些東西嗎？」

事先我們不知道，也沒給思諦訓練如何回答那些問題，因此當他被問到時，我們向櫃檯小姐說他有自閉症，也沒有溝通能力，無法回答問題。

她很快地拿出一份文件，上面有許多國語言，她問：「他可以說哪一國語言？」我們試著再向她解釋一次，而且問她我們是否可代替思諦回答問題，她說現場有架攝影機在拍攝，所以她沒法允許我們代替他回答。經過多次解釋，她依然不讓我們幫思諦回答問題，不過她還是讓我們過關好趕緊搭上飛機。

❖ ❖

到目前為止，思諦已經搭遊輪去過東、西加勒比海的許多島嶼、巴哈馬、阿拉斯加、夏威夷島、東地中海及多瑙河沿岸的國家。思諦去過的國家、特區及島嶼，包括：台灣、中國、香港、日本、南韓、新加坡、紐西蘭、澳洲、加拿大、牙買加、阿魯巴、巴貝多、波多黎各、多明尼加共和國、西班牙、法國、匈牙利、奧地利及德國。

至於在美國，思諦去過以下這些州：阿拉斯加、亞利桑那、加州、佛羅里達、夏威夷、伊利諾、印第安納、愛荷華、堪薩斯、路易斯安那、密西根、明尼蘇達、密蘇里、內布拉斯加、內華達、紐澤西、新墨西哥、北卡羅來納、北達科塔、俄亥俄、賓夕法尼亞、南達科塔、德克薩斯、維吉尼亞、西維吉尼亞、華盛頓、華盛頓特區、威斯康辛及懷俄明州。說不定哪一天思諦會遊遍美國各州呢。他是多麼令人驚訝的旅行家啊！

在多次旅遊各地之後，有幾年他成為西北航空公司的銀卡精英會員，得到一些免費的飛行哩程。

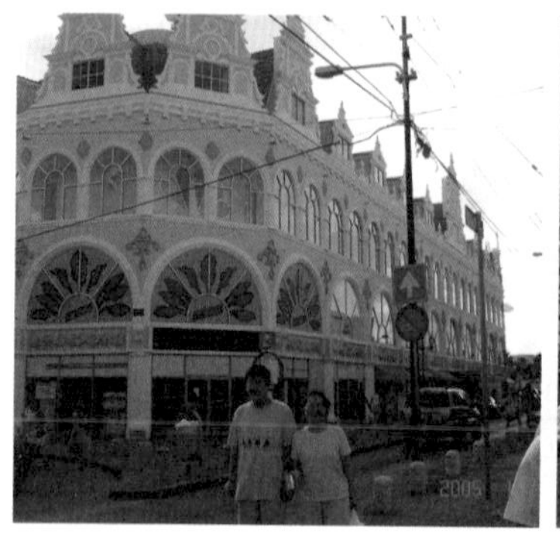

阿魯巴

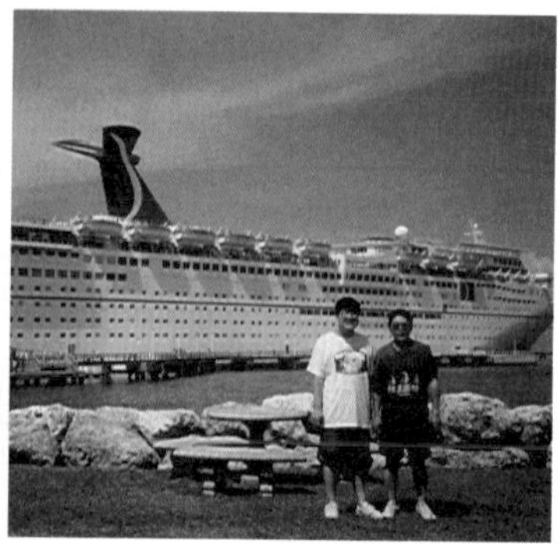

東加勒比海郵輪旅行

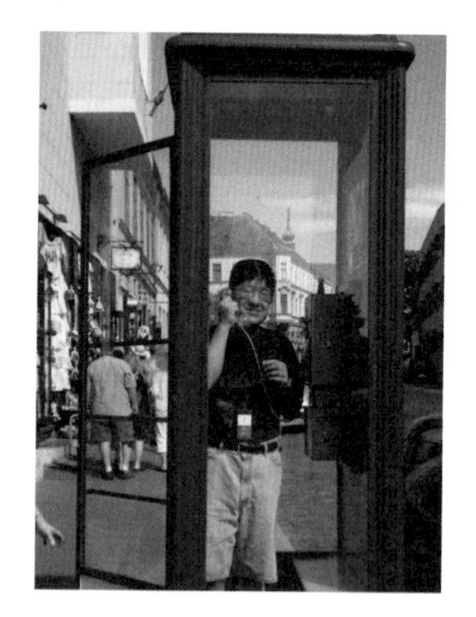

匈牙利布達佩斯

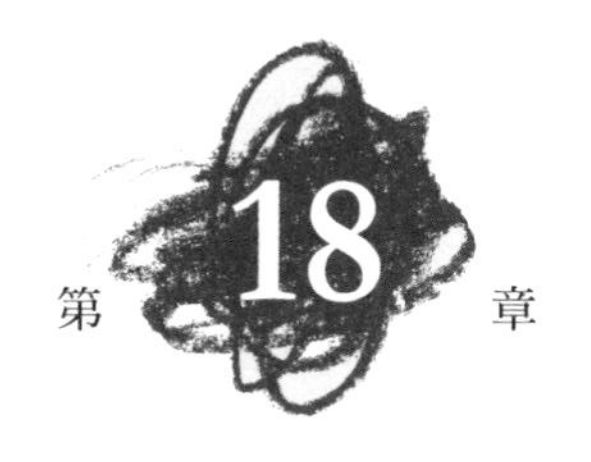
第 18 章

思諦的每日作息

我們日用的飲食，今日賜給我們。

——《馬太福音》6：11

到第七日，神造物的工已經完畢，就在第七日歇了他一切的工，安息了。

——《創世記》2：22

思諦成長過程中，我們通常會在家裡為他烤個蛋糕慶祝他的生日，他的老師們也會在教室為他舉辦生日派對。他稍微長大一些時，老師會帶他和同學們去一家披薩店慶生，思諦和同學們吃完披薩後還可以在店裡玩一些遊戲。所以如果你問思諦喜歡去哪裡慶祝他的生日，他會告訴你「披薩的地方」。

他二十一歲那年，我們問他想去哪裡用餐慶祝生日，他竟一點也不遲疑地說「老城啤酒烤肉店」（Old Town Bar & Grill），這個回答讓我們驚訝不已。我們在想，他是不是知道他即將滿二十一歲，所以希望嚐嚐人生第一口啤酒（在美國，二十一歲以上的成年人才能在酒吧喝酒）。我們真的在他二十一歲生日那天帶他去了那裡。他可能在我們經過城中區的某個時候，看到了這家位在轉角處的餐廳。

從那以後，每年他生日時，我們都會讓他選擇一家餐廳慶祝生日。幾年來他選過許多不同的餐廳慶生。在慶祝四十歲大生日時，他選擇到一家有各種義大利披薩吃到飽的餐廳，而且店裡還可以玩許多電子遊戲。我們和思恩全家都一起去為他的四十歲歡慶，他過了一個快樂又美好的夜晚。

❖

思諦出生時，被迫帶著一個很爛的包袱（低認知功能，以及非常有限的語言表達及運用技巧）來到這個世界；他並沒有要求這樣的包袱。許多父母會因此放棄讓他的生活過得有品質的希望。但是從很早開始，我們就相信他是一個給我們的恩賜，讓我們可以愛他，並幫助他提升他所有的潛能。我們的目的就是幫助他活得健康、快樂及對社會有貢獻。

這許多年來，在許多富有愛與慈悲的教育者、專業人士、親戚及朋友的支持與協助下，我們可以說已經達到我們的目標，思諦現在過得健康、快樂並對社會有所貢獻。

❖

思諦依賴他的手錶進行每天的例行作息，所以他必須一直戴著手錶。他不需要鬧鐘，但他會查看時鐘，以便知道何時要起床。我們在他的浴室裡放一個大的數字鐘，他便知道他可以在裡面待多久，何時需要下樓吃早餐。

他能夠自己去洗手間、沖澡、刷牙、梳頭髮及剃鬍子，完全不必假手他人。有時候我們必須檢查他的鬍子是否有刮乾淨，假如沒有，我們會指給他看看，告訴他再刮一次。

每星期有三個早上思諦在圖書館上班。他必須早上六點起床，好搭上七點以前的市公車。所以那三天的早上他必須很快吃完早餐。他大都吃麥片加牛奶及水果，也喜歡塗上花生或果醬的吐司。

當美玲和他一起步行去公車站搭車時，他會每隔幾分鐘看一次手錶，或許他很著急，擔心趕不上公車。所以美玲會握著他的左手，這樣他就不會頻頻看錶了。

美玲的回憶

從那時起，每當我們前往公車站時，他都會伸出左手臂，要我依傍著他一起走。在冬天抱著他的手臂一起走是個好主意，因為這樣一來走在結冰的路上比較安全些，而且溫暖多了。

❖

從工作地點回家時，美玲和思諦會討論如何準備午餐。通常是涼拌沙拉，及一碗加上碎麵包的湯或速食麵。

午餐之後，假如天氣好，我們會在附近走走，運動運動。我們不會讓思諦走在前面，因為他走得很快，我們會跟不上，而且很快地就看不見他人影。但是折返回到家附近時，我們會給他大門的鑰匙，讓他走在前面，在我們之前先進到屋子裡。他會很高興地走在我們前面，很快地開了門進到屋裡去。

❖

接下來幾個小時，他會花一些時間安靜地在他的房間小睡一下，然後看電視節目，或聽音樂。到了下午四點鐘，他會準時到廚房去，吃些水果或優格小點心。然後他會到屋外靠近路邊的信箱，為我們拿信。去信箱拿信本來是逸周每天的短程散步，但是現在，思諦已經剝奪走他父親喜歡的運動了。

接下來，思諦會騎他的運動腳踏車約二十分鐘。他喜歡這個例行的每日運動。大約五點左右，他開始準備晚餐。他的工作是負責用電子鍋煮飯，或是用烤箱烤餅乾。他喜歡炒不同的菜式，但大部分是蔬菜搭配魚或肉。他知道如何使用放在冰箱或餐櫃裡的各種調味料。

思諦喜歡與我們一起去雜貨店，有時他會拿些不在我們採購單上的東西，尤其是跟吃有關係的東西，像各種調味料，或許他在電視上看到過，想要試試一些不同的東西。

❖

晚餐後，思諦會幫忙收拾餐桌及操作洗碗機。不過他在廚房做事時，仍需要一些監督。

然後他會放鬆一下，看看電視、聽聽音樂。晚上，他會在客廳聽CD及錄音帶。我們家裡有三個房間各有不同的音樂CD，他可以每天在不同時間去不同的房間聽不同的音樂。

晚上洗完澡後，就是他洗衣服的時間。在等待洗衣機及烘乾機完成工作時，他會一邊聽著他的音樂。

通常，他會把洗好的衣服摺疊整齊，並放入正確的抽屜及衣櫃，但偶爾還是會放錯地方。

每天在睡覺前，思諦會用血壓檢測器量他的血壓及脈搏，然後在一本我們為他準備的特別簿本上寫下測得的數據。因為他規律檢測及記錄，他的醫師就能夠依照本子裡的紀錄來調整他的藥量；假如紀錄顯示他的血壓高了一些，我們也會調節他的飲食。

另外，每天晚上，他總是會提醒我們吃藥。許多次，我們忙到忘記吃藥，多虧了他，我們才不會漏掉當天該吃的藥。

❖

思諦在高中接受融合教育課程時，最初在學習獨立的一小時課程上，他的助理老師試圖瞭解前一天他做了什麼事情，但是思諦沒有辦法告訴她，所以她開始教思諦寫日記，記下每天所做的事情。到今天，思諦依然持續寫日記。上床睡覺前，他會寫下今天所做的事，去了哪裡、吃了些什麼東西。當他寫日記時，實際上也在訓練他的寫作技巧。

他知道如果第二天必須去上班，就會提早上床睡覺，否則他會待得晚一些，看一些電視節目。

他已經學會先準備好隔天要穿的衣服，並擦淨他的眼鏡，上床前把眼鏡取下，然後做個簡短的禱告。

長久以來，思諦一直一致地維持他每天的規律作息。

星期五是他的清潔日。他的責任包括給屋裡所有的花木澆水、用吸塵器清掃房子、更換床單以及洗衣服。

星期六則依據我們的需要，讓他跟我們外出去附近的雜貨店或者購物商場買東西。星期天我們去教會做禮拜，然後在家裡好好放鬆休息。

每週他還有必須要做的其他事情，首先我們會在月曆上寫下他每天的時間表。他很快就記住他的時間表，不過他還是喜歡一次又一次地去查看月曆上的時間表。

如果時間表上寫的活動被取消了，例如每個週一晚上的「共同音韻」手鐘練習在月曆上被打個X時，他會來問我們：「沒有共同音韻？」

在開學期間，地方學校會開放一些教室讓學區的居民辦活動。每週一晚上，他會去參加「共同音韻」（他的音樂團體）的手鐘練習。他真的很喜愛和這些有特殊需要的成人所組成的音樂團體一起玩音樂。他知道週一晚上他必須提早吃晚飯，才來得及參加這個練習，也知道練習後回到家會晚一些，那天晚上他就沒辦法洗衣服。取而代之的是，隔天他下班回到家後會先洗衣服。

一年內有幾次，這個團體會受邀到一些聚會或會議去表演。看到思諦很享受玩他的音樂，讓我們很開心。

思諦參加的另一個團體是「友誼團契」。這個團體在開學期間每個隔週的週四晚上在我們的教會聚會，附近一個庇護家園的殘障成人也會來參加這個團體。聚會的內容包括唱歌、聽《聖經》故事、個別課程、手工藝課程、吃點心及進行一些趣味活動。思諦雖然沒有能力與人溝通或交朋友，但只要與這個團體一起，他總是有段快樂的時光。

週日早上，思諦會和我們一起去教會做禮拜。他與其他到教會做禮拜的人一樣，能全程坐著。禮拜過程中，他喜愛唱聖歌的部分，但或許不覺得有友誼團契的活動那麼好玩。

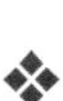

在夏天那幾個月，思諦會做很多戶外的工作。我們沒有很大的草坪，但與隔壁鄰居的界限不是很明確，對思諦來說，割草時就很難區辨我們院子的範圍。為了讓他做事容易些，我們取得隔壁鄰居的同意，讓思諦也幫忙修剪他們的草坪。其實，我們的鄰居是一對很好的年輕人，每天都很忙碌，所以他們非常感激思諦的幫忙；這真是一件雙贏的事！

思諦其實很喜歡修剪草坪，即使沒有修剪得很完美，但他總是很快樂地完成這件事。打從十三歲到現在，一直都是他負責修剪我們家的草坪。

當我們家後院的木板陽台上積了許多落葉及樹枝時，他也喜歡去清掃乾淨，然後把那些落葉及樹枝放進垃圾桶。清潔日（星期三）早上垃圾車來收垃圾之前，他會把垃圾桶推到路邊，方便垃圾車收走垃圾。

當我們在花園裡忙的時候，他會站在附近待命，以便我們有需要幫忙時，他可以幫我們拿一些沉重的土壤，或是幫忙挖土，只要告訴他需要挖多大及多深。有時我們會叫他上屋頂去幫忙清理承霤。

他從來不會拒絕幫忙，而且總是樂在其中。

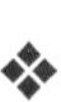

許多年來，在冬天的日子剷雪一直是他很喜歡的工作。當雪下得不是很多時，他會用一般雪剷去清理車道；當雪下得很多，而且積雪不少時，他還學會用鏟雪機

工作。他需要經過多次的練習，但是如今他對於操作鏟雪機已經相當得心應手了。不過有時候他仍需要一些監督，才能把鏟雪的工作做得合我們的意。

他也不介意幫鄰居剷雪，再說，我們忙碌的鄰居總是很感激他，當他們下班回到家時，他們的車道總是打理得乾乾淨淨。他們完全不需做任何剷雪的苦差事。

有了思諦的幫忙，確實讓我們和我們的鄰居日子更舒適。

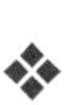

思諦十二歲時，我們開始教他一些烹飪技巧。他喜歡包水餃，從擀麵皮開始，用一些麵粉和水就可以做好餃子皮。經過許多次練習，餃子皮從擀得很厚，到現在已經是厚薄適中了。

他在高中的融合課程時，上了一些烹飪課，學會做各種餅乾；知道如何將各種食物裝在盤子或鍋子，然後用烤箱烘烤；以及製做各種不同的餡餅。

任何時候我們告訴他要做某一道菜時，他就會把食譜拿出來，翻到這道菜的頁面上。

他一直既興奮又快樂地在廚房幫忙。每當我們必須為派對或聚會準備菜餚時，他會更加興奮。因為他知道他可以忙著做他最喜歡的事情了。

多年來，我們收集了許多烹飪書籍，很多是來自知道他喜歡烹飪與烘烤的朋友所送的禮物。有時他會閱讀食譜，即便我們並沒計劃要特別烹調些什麼。觀看有關食物及烹飪的電視頻道及書籍，已經變成他的一項娛樂。

❖

思諦還很小的時候，我們不知道他有自閉症，將他當一般正常的孩子一樣對待。我們希望他能吃完任何放在他盤子裡的食物，而他都非常順從，乖乖吃完。所以到現在，他不會挑食，也很喜歡嘗試新的、不同的食物。他喜歡去不同的餐館品嘗不同種類的食物。

我們去過城裡許多不同的餐廳，看看其他民族的食物是什麼樣子。我們和思諦一起旅遊時，也會去嘗試新的食物。大部分時候，他仍然不知如何在餐廳點菜。他沒有能力全然瞭解餐廳的菜單，通常他只認得「雞肉」、「牛肉」或「魚肉」這些字眼，我們經常會嘗試提供他多一點資訊，好幫助他做最後的決定。但在熟悉的餐館，他可以用簡單的話語告訴我們他要吃什麼。

不管盤子裡是什麼菜，他都會很愉快地吃個精光。他從不抱怨任何人的烹飪。我們敢打賭，所有廚師一定都會很喜歡思諦這樣的顧客。

❖

經過這許多年，他已經學會在外用餐時遵守該有的用餐禮儀。對他來說，我們在用餐後與朋友繼續聊天，而他得耐心地坐著陪我們，實在有點困難。不過，我們知道他已經竭盡所能耐心等候，因此我們很感激他讓我們有一些社交的機會。

思諦就讀國中特殊教育班時，他的老師曾教學生一些手工藝課程。她教思諦如何用鉤針和粗線繡出圖案。那個時候，美玲正在家學習十字繡。對思諦來說，十字繡很難瞭解。最後他學習用鉤針繡出圖案，這種手藝使用比較粗的紗線，也比較容易按照圖案去繡，思諦也對用鉤針鉤粗紗線的方式比較有把握。我們於是買了一張特別的桌子，讓他可以邊看電視邊做這些手工藝。我們每天只讓他繡幾行，不然他會一做就好幾個鐘頭，想趕快把它完成。幾年下來，思諦完成了許多刺繡，我們把他的作品四處懸掛在家中，有些也當成禮物送人。

思諦的另一個嗜好是拼圖。他拼接圖片時，不是先仔細看盒子外面的圖樣來尋找他要的圖片。看著他如何拼圖，讓我們見識到他自己發展出的一套獨特拼法。

首先，他會先找出所有邊緣的圖片，然後把它們沿著框架四周排好。然後再找出有特殊形狀的圖片，一片一片地填滿整個拼圖。如果放任他去做，他可以長時間坐著進行拼圖。到目前為止，他可以毫無困難地完成一千片的拼圖。

他從我們的朋友那裡獲得許多拼圖禮物，我們把一部分完成的拼圖裱框起來，掛在屋內的牆壁上。

音樂是思諦一輩子最主要的興趣與娛樂。在他還小的時候，他的學前老師就用轉盤電唱機讓他聆聽很多音樂。他必須戴著耳機，以免吵到其他學生。

有時候他喜歡一遍又一遍地聽同一首歌，所以會重複地把唱針放在同一點上播放。到今天，大部分時間他仍然喜歡重複聽同一首歌曲。

他的語言及發音還是很弱，可是他喜歡邊聽歌邊哼唱他聽到的音樂。假如放任他的話，他能坐著聽他的音樂持續好幾個小時。當他在欣賞音樂時，我們根本不需擔心他會出現什麼問題行為。

他十六歲時，有人介紹我們一位很棒的音樂治療師。在那時，我們對音樂治療所知不多。思諦開始到她的工作室接受一些課程，她教他如何隨著音樂節拍一起唱，逐漸地，思諦也學會閱讀一些簡單的樂譜。她甚至於設法教思諦彈奏自鳴箏及電子琴。最後思諦也學會一邊唱歌一邊彈奏樂器。這於是成為他最喜歡的休閒活動之一。

❖

思諦喜歡的電視節目之一，是美國公共電視台的羅倫斯韋克節目。到現在，每個週末他還在觀賞它的重播。當他們來鎮上或臨近城市表演時，有幾次我們還帶思諦去觀賞。我們也買了好多他們的ＣＤ，這樣他就可以在家裡或是旅行時聽他喜歡的音樂。

❖

思諦每週三不用去上班，於是我們試著只要有空就帶他去打保齡球。他的分數不是很穩定，範圍從七十五分到一百三十五分不等。他並不在乎得了多少分，他只是喜歡這種遊戲以及可以定期去打球。

❖

思諦的弟弟就讀高中而且還住在家裡時，喜歡打乒乓球。他需要有人和他一起對打，但我們一直很忙，於是他決定教思諦如何打乒乓球。

我們沒想到思諦不僅學會如何打乒乓球，而且他打得像一台乒乓球機器。他能夠很穩定地把球打回去，你簡直可以把他當成乒乓球練習機。

我們想，他從來就無法好好與人眼神接觸，可是打乒乓球時他必須專注地看著球，才不會漏接。

他也學會如何投籃球，但是他不懂遊戲規則，他投籃球只是為了好玩，也為了運動。

❖

另一個他喜歡的運動，是在夏天去游泳池游泳。我們去旅行時，會選擇有游泳池或熱水浴池的旅館，這樣思諦就可以享受他的放鬆時光。

❖

到目前為止，我們認為，思諦的生命相當充實而且舒適。他雖然依舊沉默寡言，但可以確定的是，他是個非常忙碌、滿足又快樂的人。

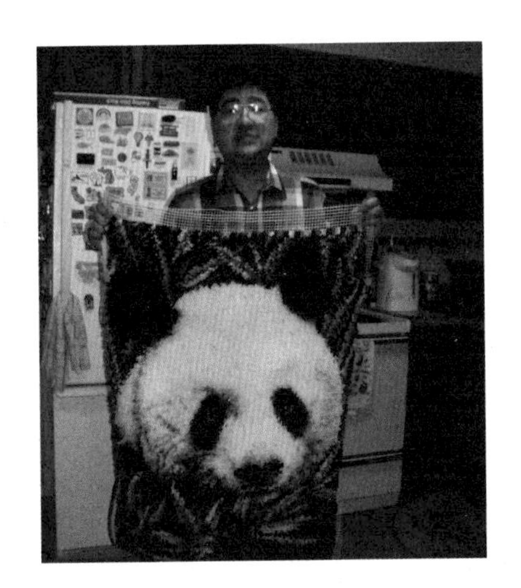

鉤針刺繡完成的作品

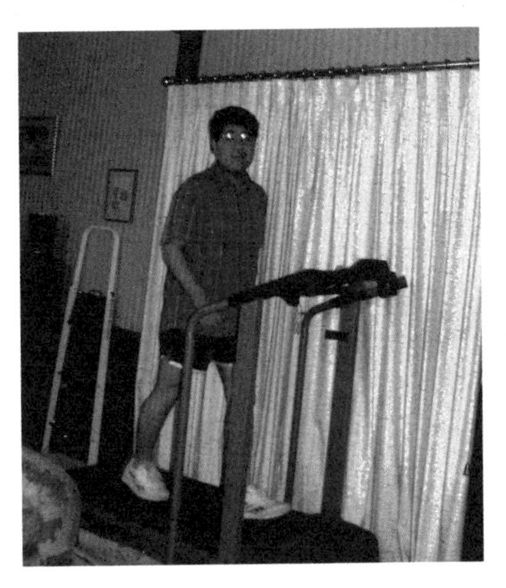

每天在家做二十分鐘運動

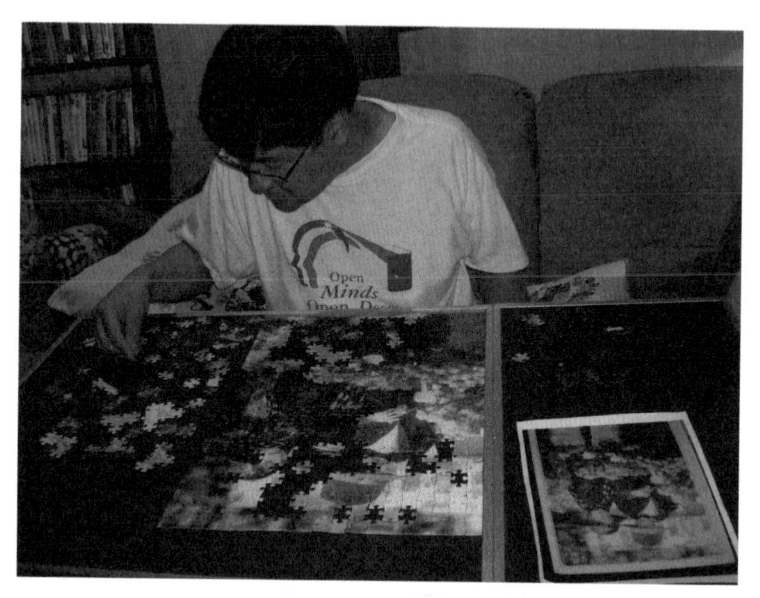

拼一千片拼圖

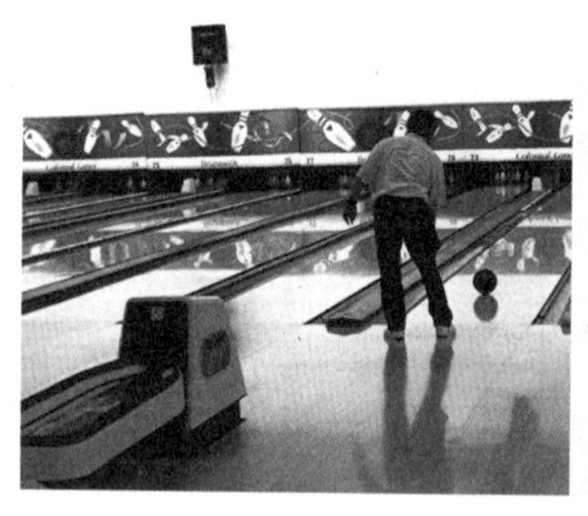

每星期三上午去 打保齡球

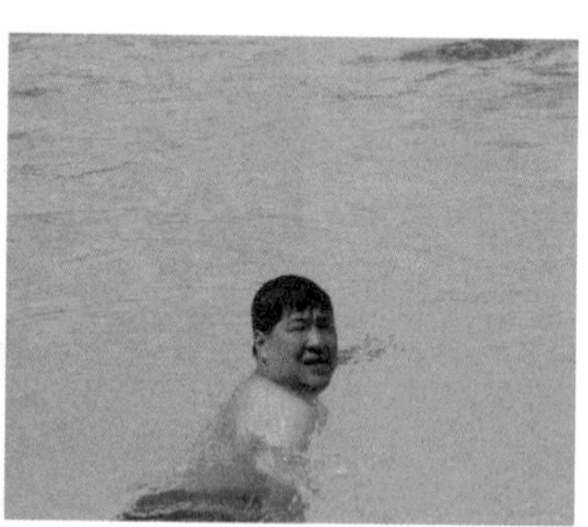

夏天去游泳池游泳

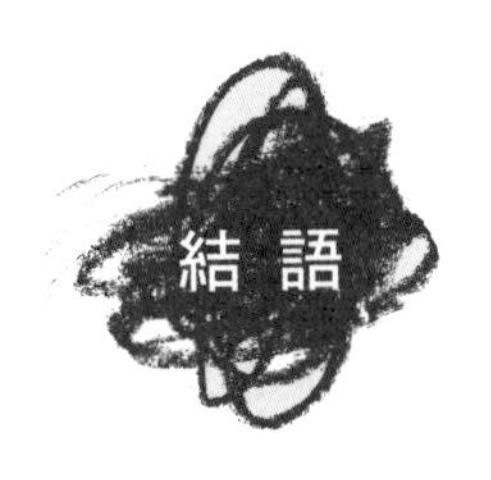

進入深邃且無人探測過的水中

耶和華說，我知道我向你們所懷的意念，是賜平安的意念，不是降災禍的意念，要叫你們末後有指望。

——《耶利米書》29：11

我的弟兄們，你們落在百般試煉中，都要以為大喜樂。因為知道你們的信心經過試驗，就生忍耐。但忍耐也當成功，使你們成全完備，毫無缺欠。你們中間若有缺少智慧的，應當求那厚賜予人，也不斥責人的神，主就必賜給他。

——《雅各書》1：2-5

弟兄們，你們要把那先前奉主名說話的眾先知，當做能受苦能忍耐的榜樣。那先前忍耐的人，我們稱他們是有福的，你們聽見過約伯的忍耐，也知道主給他的結局，明顯主是滿心憐憫，大有慈悲。

——《雅各書》5：10-11

思諦教會我們，在照顧神的孩子之時，最重要的事情是要確保他們受到疼愛而且快樂。他們在世俗世界的成就，根本無足輕重。思諦一直是如此溫和而且慈愛的人。對我們來說，他一直帶給我們許多歡樂，我們很高興能和他一起生活這麼久。但是現實是，有一天我們會離開他身邊，無法再提供他生活的種種需要。屆時，誰能好好照顧他呢？

偶爾，我們會想到讓思諦去住教養收容機構，但是我們經常擔心在這樣的機構中，思諦的需求可能會受到忽視。在我們印象中，教養收容機構的工作人員汰換率很高，因此工作人員的訓練常常不足。我們相當懷疑，這些機構的工作人員是否能提供和我們一樣的愛及關注給思諦？他可能無法再擁有長久以來的快樂。

在盡量提供思諦更舒適及快樂的生活時，我們也常問自己一個問題：「哪裡能提供思諦一個安全及舒適的家？」假如我們不事先在悲劇降臨之前擬好計畫，對他來說是不公平的。我們不斷向神禱告，祈求祂的帶領。

一九九八年十一月五日，逸周在上班時突然心臟病發作。他很快地被送到同一棟大樓裡的急診室。他心臟病發作的持續時間很短，對心臟產生的損傷很輕微。但是接下來的心導管檢查卻發現，等他恢復後必須儘快進行心血管繞道手術。醫師告訴我們，有百分之二的機率可能在手術中死亡。這逼迫我們問自己：「如果我們意外死了，思諦該怎麼辦？」

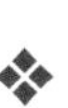

逸周在一九九八年感恩節前一天（十一月二十三日）做了繞道手術。手術很成功，四天後就出院了。之後逸周花了六星期調養。在家休養時心情及精神都相當不錯，我們花很多時間回憶過往，以及討論未來的計畫。我們決定寫一本有關我們和思諦在這二十五年來的心路歷程。可是我們卻花了另外十五年，才完成這本書。

這十五年來，我們的生活有了許多改變。我們從與思諦一起生活之中學到更多，也有更多與思諦有關的美好故事。我們嘗試盡可能用簡單而平鋪直敘的方式寫下這些故事。在寫這些故事的時候，字句自然湧現，我們更清晰地看到思諦是如何在耶穌的引領下過他每一天的生活。我們祈禱也希望許多人可以讀到這本書，能夠欣賞它並從中獲益。

❖

我們決定盡可能長久地陪伴思諦。但是我們也開始考慮，未來沒有我們陪伴時思諦的去處。思諦的弟弟思恩（現在是一位心臟科醫師）及他的太太克拉拉都答應，當那一天來臨時，他們會照顧他。但是我們覺得，讓思諦離開熟悉的環境搬去和他們住在一起，對思諦來說並不公平；也覺得，要求思恩和他的家庭承擔照顧思諦的重擔，同樣不公平。

我們已經設置好一個信託基金，提供照顧思諦所需的金錢，但我們還需要找到一家在地的專業機構，能夠給予他們員工密切的訓練及督導，以便能長期提供良好的住宿照顧，而且願意照顧思諦。我們仍繼續禱告，並努力尋找這樣的地方。

❖

我們已經說完這四十年來和思諦一起生活的心路歷程。我們很心滿意足地感謝你透過閱讀這本書，和我們共同走過這個旅程。我們希望這本書能對你有所啟發。假如你的孩子或學生也和我們的兒子思諦一樣，被迫背負一個心不甘情不願的包袱（例如，微弱的認知及溝通能力），來到這個世界，我們希望你在陪伴這些孩子們成長的旅程中，能看到隧道盡頭的曙光。

事實上，你們的旅程就如同任何其他家庭一樣，充滿著起伏、驚喜、歡笑、失望甚至乏味等等。你們家庭的旅程經驗最後是好是壞，端賴你們採取怎樣的態度。

從一開始，我們不得不走這條人生旅途，即使我們從來不想踏上這樣的路途。

不過倒是有一個我們能夠做的選擇：我們可以在旅程中選擇快樂及滿足，或是選擇悶悶不樂、怨天尤人。每個人都該記得，人生固然並非都是公平的，但有一個部分卻人人平等，那就是：無論我們有什麼成就或是變成怎樣的一個人，我們都無法帶任何東西離開這個世界。「我們未帶任何東西來到這個世界，所以我們不能帶走任何東西離開這個世界。」（《提摩太前書》第六章第七節）每個人都會有完全一樣的結局，但決定要經驗什麼樣的人生旅程，真的完全取決於我們自己。

逸周的呼籲

三十多年了，這是一個多麼特殊的特權。我有機會與超過三千位和我的兒子思諦相似的孩子及他們的家長、老師們工作。我瞭解到，這些與思諦類似的孩子們都喜歡學習，並且熱心服務他人。他們喜歡結交朋友，也喜歡參加許多社交場合及活動。他們喜歡旅遊，看看這美麗的世界。他們大部分像思諦一樣，對於所謂「正常人」不友善、有時甚至卑鄙的對待，無所察覺。他們往往信任他人，並且聽憑他人指示他們該如何做。

身為兒童青少年精神科醫師，並擔任專攻自閉症的教授超過三十年的經驗，我有許多在地區、全國或國際上演講的機會。只要有機會，我都會嘗試提醒人們，那些被稱為有自閉症的個人，只是剛好有部分與所謂「正常」的人不同。要與類似思諦的人們相處，最好的方法是將他們視為來自外國的訪客——他們不會說當地的語言，也不懂當地的文化，卻在沒有選擇餘地之下被送到我們的社群裡。但是他們可以學習，也樂意去學習，並會盡他們所能地去適應。重要的是，我們需要知道如何當個親切、和藹的主人。當我們把我們的部分做好時，就可以期待一個雙贏的結果。

❖

至於那些寧願把自閉症當成一種疾病的人，我有一些想法要與大家分享。自從一九四三年李奧・肯納醫師（Dr. Leo Kanner）向全世界提出「幼兒自閉症」（infantile autism）這個名詞後，已經有數百萬億的經費花費在研究「自閉症」這個課題，可是迄今，自閉症這個領域的專家們仍然在問：「什麼是自閉症？」

對那些相信及嘗試說服其他人也相信「自閉症是一種遺傳疾病」的人，就我所閱讀的許多文獻，已發現超過四百種可能與自閉症有關的基因，而這個數字仍持續在增加中。不僅沒有單一或是一組基因被清楚地鑑定與自閉症有關，而且許多被懷疑與自閉症有關的基因也同時出現在其他精神疾病中。許多自閉症基因的研究者提出結論認為，如果將自閉症視為一種臨床疾患，它也具有許多不同的亞型及不同病因或原因。

重點是，如果人們期待有一天會發現自閉症的病因然後得以治癒，即使這有可能發生，也會是在許多、許多年以後。然而歲月不饒人，我們的孩子轉眼便長大成人。做為一個醫療專業人員，我誠摯地提出建言：與其等待那一天的來臨，不如試著將自閉症者視為外國訪客，竭盡我們所能，互相接納，在這生命旅程中幫助他們，也互相幫忙，讓彼此最後都能有美好時光及充實的人生旅程。

【附錄】

延伸閱讀

- 《我想變成鳥，所以跳起來：在自閉兒的世界裡，理解是最適當的陪伴》（2015），東田直樹，遠流。
- 《除不盡的愛：台灣雨人與特教媽媽的六堂課》（2015），陳淑芬，聯合文學。
- 《這就是我來到這世界的理由》（2015），莉莎．潔諾娃（Lisa Genova），遠流。
- 《那年夏天：一個自閉症女孩與母親「說畫」的季節》（2015），蔡威君、林依慧，大地。
- 《依然真摯與忠誠：談成人亞斯伯格症與自閉症》（2014），簡意玲，心靈工坊。
- 《微光旅程：教養自閉症女孩》（2014），艾琳．芮黎郝爾（Eileen Riley-Hall），心理。

- 《我只是在不同的道路上：一位懂多國語言的自閉症學者，最扎心的真實告白》（2014），喬瑟夫・修瓦內克（Josef Schovanec），大田。
- 《丹佛早療模式：促進自閉症幼兒的語言、學習及參與能力》（2014），莎莉・羅傑斯（Sally J. Rogers）、吉拉汀・道森（Geraldine Dawson），洪葉文化。
- 《星星小孩，擁抱陽光：幫助自閉兒快樂成長》（2013），蔡文哲，心靈工坊。
- 《星星的孩子：自閉天才的圖像思考》（2013），天寶・葛蘭汀（Temple Grandin），心靈工坊。
- 《我家有一個A仔：自閉症個案與專家分析指引》（2013），育智中心、丁錫全、冼權鋒，圓桌文化。
- 《社會性技巧訓練手冊：給自閉症或亞斯伯格症兒童的158個社會性故事》（2013），凱蘿・葛瑞（Carol Gray），心理。
- 《我看世界的方法跟你不一樣：給自閉症家庭的實用指南》（2012），天寶・葛蘭汀（Temple Grandin），心靈工坊。
- 《自閉症檢核手冊：家長與教師實用指南》（2011），克魯斯（Paula Kluth）、休斯

（John Shouse），心理。
- 《會說話的虎尾蘭》（2011），蔡松益，商周。
- 《藍色小孩》（2010），亨利・柏修（Henry Bauchau），心靈工坊。
- 《山姆告訴我的事：一個心理治療師從自閉症孫子身上看到的生命智慧》（2010），丹尼爾・戈特里布（Daniel Gottlieb），商周。
- 《解開人際關係之謎：啟動自閉症、亞斯伯格症社交與情緒成長的革命性療法》（2010），史蒂芬・葛斯汀（Steven Gutstein），智園。
- 《我的筆衣罐：一個肯納青年的繪畫課》（2009），劉俊余、陳素秋，心靈工坊。
- 《我與我的星兒寶貝》（2009），珍妮・麥卡錫（Jenny McCarthy），新手父母。
- 《星星小王子：來自亞斯柏格星球的小孩》（2009），肯尼斯・霍爾（Kenneth Hall），智園。
- 《破牆而出：我與自閉症、亞斯伯格症共處的日子》（2008），史蒂芬・蕭爾（Stephen Shore），心靈工坊。
- 《奇蹟的孩子》（2008），波西亞・艾佛森（Portia Iversen），時報。

- 《星期三是藍色的》（2008），丹尼爾・譚米特（Daniel Tammet），天下文化。
- 《火星上的人類學家》（2008），奧利佛・薩克斯（Oliver Sacks），天下文化。
- 《肯納園：一個愛與夢想的故事》（2006），瞿欣怡，心靈工坊。
- 《自閉症家長實戰手冊——危機處理指南》（2003），艾瑞克・蕭卜勒（Eric Schopler），心理。
- 《上帝的寶石：天才自閉兒》（2002），宋芳綺、謝璦竹，天下文化。
- 《陪孩子面對障礙——與自閉症共舞》（2000），濱田壽美男，成陽。

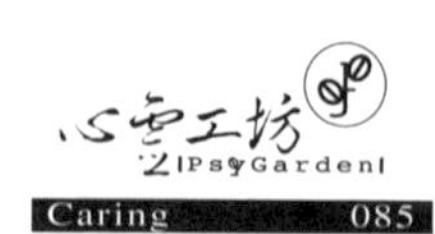

Caring 085

陪伴我家星星兒：一趟四十年的心靈之旅

Raising Our Son With Autism: A Family's 40-Year Journey

作者—蔡逸周（Luke Y. Tsai）、蔡張美玲（Merling C. Tsai）
譯者—李慧玟

出版者—心靈工坊文化事業股份有限公司
發行人—王浩威　總編輯—王桂花
執行編輯—趙士尊　特約編輯—鄭秀娟
封面設計—黃昭文　內頁排版—李宜芝
通訊地址—10684台北市大安區信義路四段53巷8號2樓
郵政劃撥—19546215　戶名—心靈工坊文化事業股份有限公司
電話—02）2702-9186　傳真—02）2702-9286
Email—service@psygarden.com.tw　網址—www.psygarden.com.tw

製版・印刷—彩峰造藝股份有限公司
總經銷—大和書報圖書股份有限公司
電話—02）8990-2588　傳真—02）2990-1658
通訊地址—248新北市新莊區五工五路二號
初版一刷—2015年11月　ISBN—978-986-357-046-2　定價— 360元

國家圖書館出版品預行編目資料

陪伴我家星星兒：一趟四十年的心靈之旅 / 蔡逸周, 蔡張美玲著；李慧玟譯. -- 初版. --
臺北市：心靈工坊文化, 2015.11　面；　公分

譯自：Raising our son with autism : a family's 40-year journey

ISBN 978-986-357-046-2(平裝)

1.自閉症　2.通俗作品

415.988　　104022618